本专著得到以下项目资助：全国名中医周天寒传承工作室（国中医药办人教函〔2022〕245号）；重庆市卫生健康委员会2019年重庆市中医药重点学科（针灸推拿学）建设项目（渝中医〔2019〕11号）；重庆市教委：针刀医学人才培养模式研究与实践（渝教高发〔2020〕9号）；2020年度重庆市科卫联合中医药重点项目：胯骨错缝源性环枢关节紊乱中医诊疗标准化研究与应用推广（2020zy014056）；2018年重庆市科技局科技创新项目：胯骨错缝症（骶髂关节错位症）中医诊疗标准化研究与应用推广（Cstc2018jscx-msybx0320）；2019年重庆市科卫联合中医药科技项目：火针联合防风通圣汤治疗慢性湿疹的临床研究（2019ZY023392）；重庆医药高等专科学校：中医药防治儿科疾病创新研究团队（ygz2020402），脊柱相关疾病中医药防治协同创新中心（ygz2019501），川渝共建中西医结合治疗脊柱相关疾病重点实验室（ygz2021501），针刀医学重点学科（ygz2021301）。

U0200748

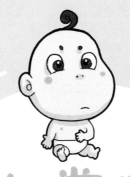

小儿常见病
中医药防治手册

主编 熊霖 万飞

全国百佳图书出版单位
中国中医药出版社
·北京·

图书在版编目（CIP）数据

小儿常见病中医药防治手册 / 熊霖，万飞主编 . —北京：中国中医药出版社，2022.12（2023.7重印）

ISBN 978 – 7 – 5132 – 4968 – 3

Ⅰ . ①小… Ⅱ . ①熊… ②万… Ⅲ . ①小儿疾病—常见病—中医治疗法—手册 Ⅳ . ① R272-62

中国版本图书馆 CIP 数据核字（2022）第 209872 号

中国中医药出版社出版

北京经济技术开发区科创十三街 31 号院二区 8 号楼

邮政编码 100176

传真 010-64405721

河北省武强县画业有限责任公司印刷

各地新华书店经销

开本 880 × 1230 1/32 印张 8 字数 175 千字

2022 年 12 月第 1 版 2023 年 7 月第 2 次印刷

书号 ISBN 978 – 7 – 5132 – 4968 – 3

定价 53.00 元

网址 www.cptcm.com

服 务 热 线 010-64405510

购 书 热 线 010-89535836

维 权 打 假 010-64405753

微信服务号 zgzyycbs

微商城网址 https://kdt.im/LIdUGr

官 方 微 博 http://e.weibo.com/cptcm

天猫旗舰店网址 https://zgzyycbs.tmall.com

如有印装质量问题请与本社出版部联系（010-64405510）

《小儿常见病中医药防治手册》
编委会

主　审　周天寒（重庆医药高等专科学校）

　　　　文仲渝（重庆市中医院）

主　编　熊　霖（重庆医药高等专科学校）

　　　　万　飞（重庆医药高等专科学校）

副主编　戴奕爽（重庆医药高等专科学校）

　　　　林海凤（重庆医药高等专科学校）

　　　　朱丽丽（重庆医药高等专科学校）

编　委　（以姓氏笔画为序）

　　　　万荷天一（重庆医药高等专科学校）

　　　　田小婷（重庆医药高等专科学校）

　　　　申海滨（重庆医药高等专科学校）

　　　　刘　毅（重庆市綦江区中医院）

　　　　余　瑜（重庆市中医院）

　　　　张　瑜（重庆医药高等专科学校）

　　　　郑　珊（重庆市中医院）

　　　　徐小敏（重庆市綦江区中医院）

　　　　曹　煜（重庆医药高等专科学校）

　　　　赖　蕾（重庆医药高等专科学校）

　　　　樊沙沙（重庆医药高等专科学校）

前　言

少年强则国家强，儿童壮则民族旺。少年儿童是国家的未来和民族的希望。"一切为了儿童的健康"是我们儿科工作者的初心和使命。

中医是传承千年的国粹，中医学源远流长、博大精深。"中医药学包含着中华民族几千年的健康养生理念及其实践经验，是中华文明的一个瑰宝，凝聚着中国人民和中华民族的博大智慧。"中医药学为儿童养生保健、疾病诊治，为中华民族的繁衍昌盛作出了巨大贡献。

中医药对小儿常见病的预防和治疗具有简、便、廉、验、效的优势，如何更好地利用中医药预防和治疗小儿的常见病，为小儿的健康保驾护航，一直是我们中医儿科工作者重视和思考的问题。特别是在目前儿科医生资源短缺、患儿进医院看病难的大环境下，让更多的家庭了解甚至初步掌握小儿常见病的中医药防治显得十分必要。

本书分为上、下两篇。上篇为理论概述，介绍中医学对小儿生理病理特点的认识，只有充分了解小儿的生理、病理、体质、病因特点，才能更好地利用中医药对小儿常见病进行预防和治疗；上篇还总述了中医防治小儿疾病的常用方法，介绍了中医的内治和外治疗法。下篇为疾病防治，按脏腑分类法，将小儿常见病分为肺系疾病、脾胃系疾病、心肝系疾病、肾系疾病及其他疾病等章节，每个疾病均包括概述、病因、临床表现及诊断、并发症及危害、中医治疗、食疗方药、预防调护和温馨提示八个方面，特别是中医的内、外治疗均在辨证的基础上施治，体现中医特色；列出常备中成药或单方验方供选择；食疗方药则将药食同源中药具体制备方法详细描述，操作性强；预防调护则体现出"治未病"及"三分治，七分养"的重要性和必要性，实用性强，具有一定的普及性。

由于编者水平有限，书中不足诚望读者提出宝贵意见，以便再版时修订提高。

《小儿常见病中医药防治手册》编委会

2022 年 8 月

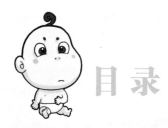

目 录

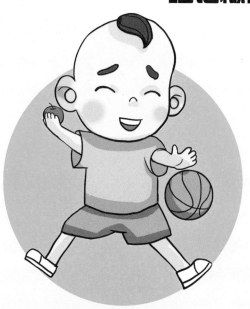

上 篇

理论概述

第一章　小儿生理与病理

　　小儿时期，人体始终处于不断的生长发育过程中，无论是形体结构、生理功能，还是病因、病理、疾病种类、病情演变等方面，都与成人不同，有其自身的特点和规律。因此，不能简单地将小儿视为成人的缩影。小儿的生理特点主要为脏腑娇嫩，形气未充，生机蓬勃，发育迅速。病理特点主要为发病容易，传变迅速，脏气清灵，易趋康复。正确认识并掌握这些特点，将有助于更好地防治小儿疾病。

一、小儿生理特点

　　小儿与成人有着不同的生理特点，年龄越小，差异表现越明显。小儿的生理特点突出表现在以下两个方面。

1. 脏腑娇嫩，形气未充

　　这是对小儿处于生长发育时期，其机体脏腑的形态尚未成熟，各种生理功能尚未健全现象的概括。小儿出生之后，五脏六腑娇柔嫩弱，功能相对不足。小儿脏腑娇嫩，形气未充，即指在小儿时期机体的各系统和器官的形态发育和生理功能都是不成熟和不完善的。五脏六腑功能不足，以肺、脾、肾三脏尤为突出。小儿肺脏娇嫩，抵抗力弱，外邪每易由表而入，侵袭肺系，故小儿感冒、咳喘等肺系病证最为常见。小儿脾常不足，是指小儿脾胃相对薄弱，中医学认为，"脾为后天之本，气血生化之源"，所有营养物质均靠脾胃吸收运化。小儿生长发育迅速，对营养物质需求较成人多，但小儿脾胃运化功能尚未健全，若喂养不当，易出现积滞、呕吐、腹泻等疾患。小儿肾常虚，可表现为肾精未充，肾气不盛，青春期前的女孩无"月事以时下"、男孩无"精气溢泻"、婴幼儿二便不能自控或自控能力较弱等。此外，小儿心、肝两脏亦未臻充盛，功能尚不健全。中医学认为，心主血脉、主神明，小儿心气未充、心神怯弱，可表现为易受惊吓，思维及行为的约束能力较差。肝主疏泄、主风，小儿肝气尚未充实，经筋刚柔未济，可表现为好动，易发惊惕、抽风等症。明代医家万全在总结前人经验和长期临床实践的基础上，根据小儿五脏特点提出了"三不足、二有余"的学术思想。其中"三不足"指小儿脾常不足，"不足者，乃谷气之自然不足也"；肺常不足，"肺为娇脏，难调而易伤也"；肾常虚则由于"肾主虚者，此父母有生之后，禀气不足之谓也"。"二有余"指小儿肝常有余、心常有余，"此有余为生长之气自然之有余"，"所谓有余不足者，非经云虚实之谓也"，亦是对小儿生理特点的描述。如论述肝常有余者："盖肝乃少阳之气，人之初生，如木之方萌，乃少阳生长之气，以渐而壮，故有余也。"论述心常有余者："心亦曰有余者，心属火，旺于夏，所谓壮火之气也。"均是从小儿的生理特点出发，阐明肝、心两脏是其生机旺盛的动力。清代医家吴鞠通通过长期临床观察，从阴阳学说出发，认为小儿时期的机体柔嫩，有气血未足、脾胃薄弱、肾气未充、腠理疏松、神气怯弱、筋骨未坚等特点，是"稚阴稚阳"的表现。稚，指幼小、幼稚。阴，指体内精、血、津液及脏腑、筋骨、脑髓、血脉、肌肤等有形之质。阳，指体内脏腑的各种生理功能活动。"稚阴稚阳"学说进一步说明了小儿时期，机体无论在物质基础和生理功能上，都是幼稚和不完善的，并且伴随着其生长发育而逐步充足。

2.生机蓬勃，发育迅速

小儿时期的生长发育非常快速，形体发育，动作功能，智力发育及脏腑功能活动均快速增长，不断向完善、成熟的方面发展。且年龄越小，这种发育的速度越快，显示出小儿不同于成人的蓬勃生机。这种生机既是促进机体形态增长、功能完善的动力，亦是促进疾病康复的主力。

古人观察到小儿这种生机蓬勃，发育迅速的动态变化，在理论上用"纯阳"来概括，称小儿为"纯阳之体"。所谓"纯阳"是指小儿在生长的过程中，表现为生机旺盛，蓬勃发展，好比旭日之初升，草木之方萌，蒸蒸日上、欣欣向荣，正说明了"生机蓬勃，发育迅速"这一生理特点。

二、小儿病理特点

小儿脏腑柔弱，不仅发病容易，而且变化迅速。但小儿生机蓬勃，发育迅速，患病后如及时诊治，机体易趋康复。

1.发病容易，传变迅速

小儿脏腑娇嫩，对疾病的抵抗力较差，容易发病，一旦罹患疾病，则病情容易发生变化。年龄越小，变化越迅速。由于小儿"肺常不足"，防御能力较差，加上寒暖不能自调，故易患感冒、咳嗽等肺系病证。小儿"脾常不足"，加之乳食不知自节，调护失宜之时，则易为饮食所伤，故易患积滞、厌食、呕吐、泄泻等脾胃病证。又由于小儿为"纯阳"之体，"肝常有余""心常有余"，一旦发病，容易化热生风，出现高热、烦躁、惊乱、神昏、抽搐等。

2. 脏气清灵，易趋康复

小儿生机蓬勃，活力充沛，组织再生和修补的过程较快。脏腑功能清灵，对治疗反应敏感，疾病发展过程中情志因素的干扰和影响相对较少，病因单纯，只要诊断治疗准确及时，护理得当，病情易向好的方向发展，很快得到康复。《景岳全书·小儿则》所言"其脏气清灵，随拨随应，但能确得其本而撮取之，则一药可愈，非若男妇损伤、积痼痴顽者之比"，正是对小儿"脏气清灵，易趋康复"这一病理特点的高度概括。

（熊 霖）

第二章 小儿体质

正常人体是有差异的。这种个体的差异就表现为特定的体质。小儿体质是指小儿在先天因素和后天因素的长期影响下而形成的在体态结构、生理功能上相对稳定的特殊状态，即个体特性。先天因素有种族、父母、胎儿期状况等；后天因素有社会条件、气候、地理状况、营养、年龄、体育锻炼、疾病、药物、精神因素等。后天因素在先天因素的基础上进一步促进了体质的形成，或者促使某种体质的稳定和巩固，或者促使体质的改变。

一、小儿体质特点

小儿体质的表现特点有4个方面：①普遍性：每个小儿都具有特定的体质，无一例外。②复杂性：每个小儿的体质表现形式状态复杂多样。③全面性：小儿体质全面体现了小儿形和神的各方面，不仅包括小儿的形态结构、生理功能，还包括精神情志和行为活动。④连续性：小儿体质在个体表现的时间上是不间断的。

小儿体质的反映形式亦有4点：①小儿体质与小儿心理状态存在相关性。体质在心理学上表现为气质，特定的心理气质又表现出相应的行为特征。体质上的差异往往造成对应的气质差异。反之，从人的心理气质也可推知其体质状况。②小儿体质在对外界环境刺激的反应和适应程度上存在差异。不同体质的小儿在生理状态下，对环境、气候变异，情绪波动等外界刺激的反应和适应程度存在着个体差异。③特定体质的小儿对某些特殊致病因素存在易感性。也就是说，某一体质的小儿容易感受某种邪气而形成相应的病证。④不同体质小儿在病情发展过程中存在着不同的倾向性。非正常体质类型者，患病后外邪随人体脏腑阴阳盛衰变化，虚处受邪，易于传变为某种特定的证型。

了解小儿体质状况对于小儿保健有着重要意义。如体质强壮者，应注意预防疾病，加强锻炼，防病以维护体质。体质虚弱者，除预防疾病外，还应采用适当锻炼方法，避免过劳过逸，促进体质增强。如阴盛体质宜温忌寒，阳盛体质宜凉忌热，还可选择适当饮食，调理体质，必要时使用药物纠偏扶正。

二、小儿体质划分

小儿体质的划分主要根据中医学阴阳、五行、脏腑、气血津液等基本理论。

1. 正常质

正常质亦称平人质。《素问·调经论》中说："阴阳匀平，以充其形，九候若一，命曰平人。"《素问·生气通天论》说："阴平阳秘，精神乃治。"正常质的小儿，脏腑、气血津液、阴阳及形神之间，在生命活动过程中，保持动态的平衡。但也要注意，"平"是相对的，"不平"是绝对的。正常质小儿一般为体形匀称，营养良好，神情活泼，面色红润，双目有神，毛发黑泽，肌肉结实，筋骨强健，声音洪亮。

2. 偏颇质

偏颇质为非正常体质类型，但不属病理表现，只是存在着潜在的某种病理倾向和对某些病邪的易感性。因此称这些体质类型的小儿是"不正常的正常儿"。目前，对小儿体质的分类，很多学者提出了不同的分类方法，但尚无小儿体质分类的统一标准。临床常见的小儿偏颇质类型有脾气不足质、肾气不足质、肺气不足质、肝阴不足质、心血不足质、脾弱湿滞质、痰湿内蕴质、风痰内蕴质、阴亏内热质、脾弱肝旺质等多种。

（1）脾气不足质　这种体质的小儿，营养较差，面色萎黄，头发稀黄，肌肉松软，形体偏瘦，声音尚响亮，双目尚有神。小儿由于脾气不足，脾胃虚弱，故易被饮食所伤，出现积滞、厌食、呕吐、泄泻等病证。

（2）肺气不足质　这种体质的小儿，营养发育一般，面色少华，头发稀黄，哭则汗出、气短，双目尚有神。小儿由于肺气不足，卫外功能不固，抗病能力下降，若平时护理不当，则易患感冒、咳嗽、哮喘等肺系病证。

（3）肾气不足质　这种体质的小儿，营养发育较差，形体偏瘦矮，面色萎黄，头发稀黄，立行较迟，冬季手足凉，哭声低微，懒于玩耍。小儿由于肾气不足，如果失于调护，则在生长发育过程中易患"五迟""五软"、遗尿、水肿等病证。

（4）肝阴不足质　这种体质的小儿，营养发育一般，面色萎黄，皮肤不润，形体偏瘦，目干多眨，双目尚有神，头发稀黄，两颧色红。若平时家长护理不当，失于调摄，则易出现抽搐、角弓反张、肢体瘫痪等病证。

（5）心血不足质　这种体质的小儿，发育一般，面色少华，口唇色淡，形体偏瘦，头发稀黄，易受惊吓。易发生夜啼、心悸等病证。

（6）脾弱湿滞质　这种体质的小儿，营养发育一般或稍差，面目微浮肿，形体虚胖，肌肉松软，身重懒动，稍动则累，脘腹胀满，大便稀溏，小便量少，食滞难消。易患厌食、积滞、腹胀、泄泻等病证。

（7）痰湿内蕴质　这种体质的小儿，面目少华，形体肥胖，身体困重，不喜活动，动则汗出气短。此体质小儿由于痰湿内蕴，易发展为肥胖症。

（8）风痰内蕴质　这种体质的小儿，常有家族过敏性疾病史，婴儿期多有湿疹史，每于感受风寒或在晨起之时鼻流清涕、喷嚏连作，接触毛皮等异物则皮肤起痒疹，对药物、食物及异常气味等易过敏。易患哮喘、咳嗽、荨麻疹、皮肤瘙痒症等病证。

（9）阴亏内热质　这种体质的小儿，营养发育一般，形体消瘦，皮肤干涩，毛发枯黄，口鼻干燥，两颧色红，夜间多汗，手足心热，大便结燥。此类小儿常见高热、抽搐、昏迷、谵语等病证。

（10）脾弱肝旺质　这种体质的小儿，营养发育一般或稍差，形体单薄，精神欠佳，双目尚有神，性情急躁，夜眠易惊，饮食不香，时有腹痛，头发稀黄。此体质小儿在疾病发展过程中，易出现营养不良、泄泻、慢惊风等。

（熊霖）

第三章　小儿疾病病因

小儿发病原因与成人有相似之处，但亦独具特点。肺常不足易感受外邪，脾常不足易内伤乳食，神虚气怯易患情志疾病。胎产因素和养护不周是小儿独有的病因，意外伤害、感染诸虫及医源性损害也广泛存在。

一、小儿病因特点

小儿生长发育的不同阶段，主要病因也各不相同。如新生儿期疾病多与胎产因素相关，婴儿期多发生与喂养有关的疾病，幼儿期传染病多发，学龄前期易发生意外伤害，学龄期和青春期较多发生心理和行为疾病等。

小儿疾病亦有季节特点和地域特点。如冬季易外感风寒致感冒、咳嗽、哮喘、肺炎喘嗽等病证；春季易感时行之邪患麻疹、水痘、痄腮、流行性脑脊髓膜炎等传染病；夏秋季易感暑湿之邪并内伤饮食而患呕吐、泄泻、痢疾等脾胃系病证。北方地区因气候寒冷，所以新生儿硬肿症多见，而南方地区夏季热多见。

不同体质对不同致病因素有特殊易感性。偏颇质如脾气不足质易为饮食所伤，出现积滞、厌食、呕吐、泄泻等病证；肾气不足质在生长发育过程中易患"五迟""五软"、遗尿、水肿等病证；肺气不足质以时行病、感冒、咳嗽、肺炎喘嗽等病证最为常见。

二、小儿常见病因

现将小儿常见病因归纳如下。

1. 外感因素

小儿肺脏娇嫩，抗病能力较弱，加之寒暖不知自调，故外感致病最为多见。外感因素包括六淫和疫疠之邪。

（1）*六淫*　六淫指风、寒、暑、湿、燥、火六种致病因素。在正常情况下，风、寒、暑、湿、燥、火是自然界的六种气候变化，称为"六气"。"六气"的正常运行有利于万物的生长变化。如果六气太过或不及，或由于小儿抵抗力降低，此时就成为致病因素，称为"六淫"或"六邪"。所以说六淫即致病的气候因素。

此外，由于科技发展对人们生活方式的影响，使得六淫不再局限于自然气候因素，如空调、暖气、加湿器等设备使用不当对生活环境的影响，其性质和致病特点与六淫相似，也是引起小儿疾病的外感因素。

（2）*疫疠之邪*　疫疠之邪指一类具有强烈传染性的外感致病邪气，又称"疠气""戾气"等，疫疠之邪致病具有发病急骤、病情较重、症状相似、易于流行的特点，所致疾病亦统称疫疠。这类疾病包括多种急性传染病，如麻疹、风疹、水痘、流行性腮腺炎、猩红热、流行性脑脊膜炎、脊髓灰质炎、痢疾等。它们的传播与气候异常、自然灾害发生、环境污染，以及卫生条件差有

小儿常见病
中医药防治手册

关。新中国成立以来，随着社会环境卫生条件的不断改善，以及多种预防措施的广泛应用，小儿常见传染病的发病率和病死率已大为降低。近年来新型传染病如手足口病的发病率上升，并呈现季节性流行（5～8月）和全年散发趋势。

2. 内伤乳食

由于小儿脏腑娇嫩、形气未充，在形体结构上脾胃薄弱，在功能上脾常不足。小儿生长发育迅速，生机旺盛，其营养需求相对较大，而营养来源全靠脾胃的运化功能，因此，脾胃的负担较重。加之小儿饮食不知自节，若家长喂养不当，易被乳食所伤。内伤乳食原因包括喂养方法不当、没有正确及时添加辅食等，及小儿挑食、偏食、过食生冷油腻、辛辣刺激、食物不洁等不良饮食方式。内伤乳食则易患呕吐、泄泻、厌食、积滞、腹痛、腹胀、疳病等病证。

3. 胎产因素

胎产因素，指小儿出生前已形成的病因。父母的身体状况对子代有着重要影响，包括禀赋因素、体质相传、病证相传等，特别是妊母的健康与否，对胎儿的影响尤为突出，妊娠期间母病、母弱或孕母患病治疗用药不当、饮食起居及情绪波动等因素，致胎儿宫内发育不良，使小儿先天禀赋薄弱，形成胎弱、胎怯、胎惊、胎痫、痴呆，以及各种先天性畸形、遗传代谢性疾病等。

4. 养护不周

中医学十分重视小儿的养护，养护不周可导致多种疾病，从孕育到分娩、从初生到发育成熟，在胎教、保胎、哺喂、睡眠、衣着、起居等方面均要重视。如若新生儿所处室温太高，包裹太厚，易使之出汗过多而发生脱水热；反之，胎弱儿因环境温度偏低和喂养不及时等，易发生新生儿硬肿症。若不勤换尿布，湿渍皮肤污秽不洁，久不洗浴者，易患脐湿、脐疮、红臀等疾病。哺乳婴儿未及时添加辅食，或幼儿膳食结构不合理，易患营养不良，甚至营养性贫血或佝偻病；或过度喂养导致营养过剩而肥胖，这些疾病都直接或间接影响小儿生长和智力发育。在日常活动方面，小儿应经常外出见风日，不要长期待在室内，成"温室里的花朵"，一旦外出吹风，易患感冒。有的家长担心小儿受寒，衣着厚实严密，导致小儿汗出过多，阴津耗损，抵抗力低下，稍遇风寒，即感冒发热。

5. 心理因素

小儿因情志不调致病者逐渐增多，学龄期小儿多见。情志变化常与学习成绩和周围环境有关，如家长期望值过高、学习负担过重、家庭不和睦等因素造成小儿心理负担过重，出现头痛、腹痛、疲倦、厌食、周身不适等症状。小儿行为障碍性疾病的发生与心理因素有相当密切的关系。由于学龄期小儿自我概念发展逐渐复杂化、抽象化、丰富化，也便有了心理、情感等方面的负担。近年来小儿的心理行为问题受到了越来越广泛的关注。

6. 感染诸虫

小儿若无良好的卫生习惯，饭前便后不洗手，生吃不洁瓜果蔬菜，致虫卵从口而入，易患蛔虫、蛲虫、绦虫等寄生虫病，重者可能发生蛔厥（胆道蛔虫症）、虫瘕（蛔虫性肠梗阻）、虫疳及脑囊虫病等。小儿以蛔虫病和蛲虫病最为多见。

7. 意外损伤

小儿缺乏生活经验和自理能力，对外界一切危险事物及潜在的危险因素缺乏识别能力和防范意识，好奇心强，易轻率行事，一旦保育人员看护失误，则遭受意外损伤的可能性大为增加。诸如中毒、误入异物、外伤、溺水、触电、毒虫毒蛇咬伤等意外，轻则给小儿带来痛苦，重则可造成伤残，甚至死亡。

8. 其他因素

环境污染、食品污染、农药残留或激素含量超标等，已成为当前社会普遍关注的致病因素。放射性物质损伤，包括对胎儿和小儿的伤害，也已引起了广泛关注。医源性损害，包括诊断失误、用药不当、药品不良反应、手术损伤、护理不当、院内感染等都应受到重视。

（熊 霖）

第四章 中医防治小儿疾病的常用方法

中医学有其独具特色的多种治疗方法，以治疗手段划分，有药物疗法和非药物疗法；以治疗途径划分，有内治疗法和外治疗法等。针对小儿这一特殊的治疗对象，对方药、疗法的选取都有特别的要求。但不管什么治法都必须以辨证为前提和依据，同时要遵从因人、因时、因病制宜的方针。在这里，主要介绍小儿常用的预防和治疗疾病的方法。

一、内治疗法

内治疗法指使药物直接进入体内的疗法。以口服作为主要的给药途径。由于中医学要在审明病因、分析病机、辨清证候之后，针对性地处方用药，故内服中药请在中医儿科医师指导下使用。

二、外治疗法

外治疗法指作用于体表的各种疗法，可分为药物外治疗法和非药物外治疗法。现将常用的外治疗法介绍如下。

1. 药袋疗法

药袋疗法是将药物研末装袋，给小儿佩挂或做成枕头、肚兜的外治法。用于佩挂多制成香囊。香囊常用于预防呼吸道感染，药枕用于鼻渊、感冒、疰夏、暑疖、头痛等病证，肚兜用于腹痛、泄泻、腹胀、呕吐、厌食等病证。

2. 熏洗疗法

熏洗疗法是将药物煎成药液，熏蒸、浸泡、洗涤、沐浴患者局部或全身的一种治疗方法。利用煮沸的药液蒸气熏蒸皮肤是熏蒸法，药液温度降为温热后浸泡、洗涤局部是浸洗法，煎煮大量药液沐浴全身则是药浴法。熏洗疗法用于局部及全身的多种疾病。熏蒸法用于麻疹、感冒的治疗及呼吸道感染的预防等；浸洗法用于外伤、泄泻、脱肛、冻疮及多种皮肤病等；药浴法用于感冒及麻疹、荨麻疹、湿疹、银屑病等多种皮肤病。

3. 贴敷疗法

贴敷疗法是将药物熬制成膏药、油膏，或将药物加赋形剂做成药饼，或用自然薄型药源、人工加工制作得到的药膜，贴敷在施治部位的治疗方法。如夏季的三伏贴、冬季的三九贴，具有预防疾病、增强抵抗力的作用。

4. 涂敷疗法

涂敷疗法是用新鲜的中药捣烂成药糊，或用药物研末加入水或醋调匀成药液，涂敷于体表局部或穴位处的一种外治法。涂敷疗法用于发热、泄泻、暑疖、湿疹、药疹等病证。

5. 搽拭疗法

搽拭疗法是用药液或药末搽拭局部，主要用于治疗口腔疾病如鹅口疮和口疮。

6. 推拿疗法

推拿疗法是用推拿手法防治疾病的方法，专用于防治小儿疾病的推拿方法，称为小儿推拿疗法，小儿推拿疗法是推拿疗法中的一大派系。这种疗法简单、方便、有效，不受设备、医疗条件的限制，又能免除患儿服药打针之苦。小儿推拿不仅是儿科常用的一种独具特色的治疗方法，也是一种提高小儿抗病能力，使之健康成长的保健措施。适用于小儿脾系常见病证如厌食、积滞、泄泻、呕吐、腹痛、疳证等；肺系常见病证如感冒、发热、咳嗽、肺炎、哮喘等；常见的杂病如遗尿、口疮、近视、痿证、痹证、惊风、肌性斜颈、脑性瘫痪、小儿麻痹症后遗症等。小儿推拿亦有一些禁忌证，如急性出血性疾病、急性外伤、急腹症，皆不宜推拿。还有一些严重的传染病，应采取综合救治措施，而不能单独运用推拿疗法，以免贻误病情。

7. 捏脊疗法

捏脊疗法是小儿推拿疗法中的一种特殊方法，通过对督脉和膀胱经的按摩，达到调整阴阳、通理经络、调和气血、恢复脏腑功能目的。临床常用于治疗小儿厌食、积滞、疳证、腹泻、呕吐、便秘、咳喘、夜啼等病证，也可作为保健按摩的方法使用。该治法简、便、廉、验、捷，无创伤、无副作用、操作方便。

捏脊疗法的具体操作方法如下。

（1）拇指前位捏脊法　小儿取俯卧位，充分暴露背部皮肤，施术者站于小儿身后侧，面向小儿头侧，双手半握空拳状，拇指伸直前按，食指在后面，用拇指的螺纹和食指第二指节的桡侧缘将脊柱两侧的皮肤捏起，并进行提捻然后向前推行移动，在向前移动捏脊的过程中，两手拇指要交替前按同时其余四指第二指节背侧紧贴背部皮肤，食指第二指节桡侧缘推动皮肤前行，两者相互配合。

（2）拇指后位捏脊法　两手拇指伸直，两指端分置于脊柱两侧，指面朝向患者头侧，两手食中指前按，以两手拇指与食指、中指螺纹面将皮肤捏起，并轻轻捏捻，然后两手拇指前推，而食指、中指侧交替前按，两者相互配合。两种方法均是每捏三下向上提一下，有时会听到响声，这是得气的表现。从龟尾至大椎为一遍，一般操作 3～5 遍，以皮肤潮红发热为度。操作前可在整个背部轻轻按揉使小儿精神及背部皮肤放松，操作结束可在小儿背部用双手拇指按揉一定腧穴，结束手法。应特别注意的是，对有脊背皮肤感染、紫癜等疾病的患儿禁用此法，伴有高热、心脏病或有出血倾向者慎用。

8. 刺四缝疗法

刺四缝疗法是用针点刺四缝穴。四缝穴是经外奇穴，它的位置在两手食、中、无名及小指四指掌面第一指关节横纹的中央。是小儿针灸疗法中的一种特殊方法，具有健脾开胃、清热除烦、止咳化痰、通畅百脉、调和脏腑的作用。常用于治疗小儿厌食、疳证、咳嗽、百日咳、高热惊厥、夜啼、磨牙等病证，对 5 岁以下小儿，特别是婴幼儿效果更佳。有出血倾向及凝血功能障碍者禁用。

9. 针灸疗法

针灸疗法是用针法和灸法防治疾病的方法。针法是用金属制成的针具，刺入人体穴位，并运用操作手法，以调整脏腑、经络、气血从而达到治疗目的的方法。灸法是借灸火及药力刺激，通过经络腧穴的作用，以防治疾病的方法。施灸的原料很多，但多以艾叶为主，艾叶气味芳香，干燥后极易燃烧，用作灸料，具有温通经络、行气活血、消肿散结、回阳救逆、防病保健等作用。此法一定要到正规医院找专业医师操作。

10. 耳穴压丸法

耳穴压丸法是使用某些籽类药物（常用王不留行）在耳穴上粘贴并压迫而进行治病的一种方法。具有简便易行，无创伤、无痛苦、疗效好、安全的特点。耳，不是一个孤立的器官，而是人体的一个重要组成部分，其与脏腑生理相通，病理相累。中医学传统理论认为"耳为宗脉之所聚"，耳部穴位通过经络与脏腑有着密切的联系，经络是气血运行的通路，具有内属脏腑、外络肢节、沟通内外、营养全身、抗御病邪、保卫机体的作用，所以，当按压耳部等穴位时，就能疏通经络，调动机体内在的积极因素，增强人体抗病能力，从而起到治病的作用。耳穴压丸法临床应用广泛，可用于儿科的常见病、多发病及部分疑难杂症，如感冒、咳嗽、鼻炎、咽喉炎、扁桃体炎、支气管炎、肺炎、哮喘、厌食、积滞、腹痛、泄泻、遗尿、夜啼、汗证、病毒性心肌炎、肾炎、肾病综合征、多动症、抽动症、智障、近视等。

耳是全身脏器的一个缩影，耳穴的分布就像一个卷曲着倒置在子宫中的胎儿，这个"胎儿"身上的穴位与全身脏腑、器官相对应地联系着，所以耳穴压丸法取穴就有了一定的规律。取穴原则可按以下 5 个方面进行。

①按相应部位取穴。根据人体的患病部位取穴，如胃病取胃穴，这种取穴方法是最常用、最基本、最重要的一种方法。

②按脏腑辨证取穴。按发生病变部位与脏腑的所主、所属关系，可取相关脏腑之耳穴，如肺病取肺穴、脾病取脾穴、心病取心穴、肝病取肝穴、肾病取肾穴。

③按经络理论取穴。一般分循经取穴与经络病候取穴。

④按西医学理论取穴，耳穴中很多穴位是根据西医学理论命名的，如交感、皮质下、肾上腺、内分泌等穴位。因此，当某项功能发生病变时可取相应耳穴治疗，如胃肠道疾病与神经系统有关时，可取交感穴。

⑤按临床经验取穴。按临床经验取穴是在临床实践中发现的特定穴对某种疾病的治疗有较好效果，多为反复临床实践所得。

11. 中医整脊疗法

中医整脊疗法是从现代生物力学的角度，针对"骨错缝""筋出槽"病理机制，采用特殊的整复手法，对颈、胸、腰椎和骨盆的骨关节、椎间盘及脊柱相关软组织的劳损、紧张僵硬或退化性改变进行调整，以达到"骨正、筋柔、气血通"目的，恢复脊柱内的生物力学平衡关系；解除脊柱周围软组织（肌肉、韧带、筋膜、神经、血管等）急慢性损伤的病理改变，达到调节其外在生物力学平衡和内在气血、阴阳平衡的目的。以此来治疗脊柱错位、脊柱周围软组织损伤，以及继发的脊柱相关疾病的方法。近年来，脊柱调整治疗部分内脏疾病并取得较好疗效获得了较大的关注。

12. 针刀疗法

针刀是在中医学"九针"的基础上，结合西医外科用手术刀而发展形成的一种器械，是集合了针灸针和手术刀两者特点，以针刺的理念刺入人体组织，然后完成切开、牵拉、机械刺激等一系列治疗操作的器械。针刀疗法是在针刀医学理论指导下，以针刀为主要工具，以解剖学为支撑，参考外科技术，形成的一种新的治疗方法。针刀治疗，既有"针"的调整阴阳、扶助正气和疏通经络功能，也有"刀"的切割松解作用，通过切开、牵拉、机械刺激等直接作用，达到分离粘连、延长挛缩、减张减压、局部损毁和针刺镇痛等效应。近年来，肌骨超声或 CT 引导下的可视化针刀治疗日渐兴起。

（熊霖　万飞　万荷天一）

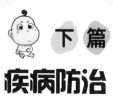

下 篇

疾病防治

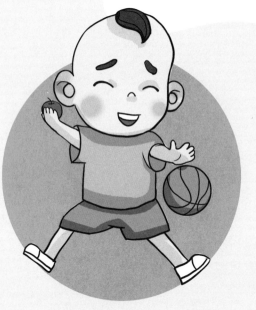

第五章　肺系疾病

一、感冒（上呼吸道感染）

感冒是感受外邪所致的小儿常见外感性疾病。以发热、头痛、喷嚏、流涕、咳嗽为主要特征，亦称"伤风"。根据发病特点和流行趋势，又将感冒分为普通感冒和时行感冒（即流行性感冒，简称"流感"），前者病情轻，一年四季均可发病，后者病情重，具有传染流行的特点。西医诊断中的急性上呼吸道感染即属于本病的范畴。

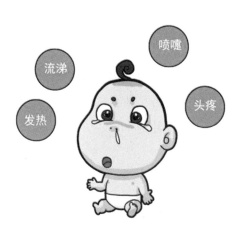

【病因】

1. 与小儿免疫系统发育不成熟有关。

2. 与小儿呼吸道解剖和生理特点有关。由于婴幼儿鼻腔短，无鼻毛，后鼻道、咽喉部狭窄，黏膜柔嫩，血管丰富等呼吸道解剖和生理特点，故易患呼吸道感染。

3. 与季节和气候变化有关。季节变换或气候骤变时更易感冒。

4. 与周围环境不良有关。

（1）家庭居室条件较差，阴暗潮湿。

（2）终日将门窗紧闭，空气不流通。带有病毒的污浊空气无法与室外进行交换，小儿呼吸后，很可能会患上感冒。

（3）室内温度过低或过高。

（4）家庭成员嗜好吸烟，空气混浊，环境不良，是诱发感冒的重要因素。

（5）小儿户外活动少，接受日照不足。长期不进行室外活动，小儿成了"温室里的花朵"，对外界适应能力差，一旦感寒受凉，就易患感冒。

5. 与护理不当有关。小儿"寒温不知自调"，若家长给孩子穿衣过多或过少，很容易诱发感冒。

6. 与感冒患者接触有关。

【临床表现及诊断】

1. 多在气温骤变、季节交替、感寒受凉，或者与感冒患者接触等情况后发病。

2. 可能出现鼻塞、流涕、喷嚏、咽部不适、咽痛、咳嗽等局部症状；也可能伴随发热、怕冷、全身不适、精神差、烦躁不安等全身症状。

3. 血常规检查：若为病毒感染的患儿，白细胞总数可正常或减少，中性粒细胞减少，淋巴细胞相对增多；若为细菌感染者可出现白细胞总数增高。

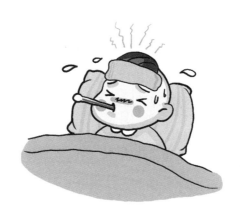

【并发症及危害】

1. 并发症以婴幼儿多见，可能引起扁桃体炎、喉炎、中耳炎、鼻窦炎、淋巴结炎、支气管炎、肺炎等。

2. 溶血性链球菌引起的感冒可引起急性肾炎、风湿热等。

3. 由于小儿大脑神经系统发育不完善，若体温骤升，可出现高热抽搐。

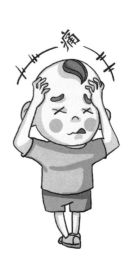

【中医治疗】

1. 内治法

治疗感冒中医学以疏风解表为基本原则。不同的证型分别治以辛温解表、辛凉解表、清暑解表等。在解表的基础上佐以化痰、消导、镇惊等药物。

患儿若表现为发热轻，恶寒重，无汗，精神不爽，鼻塞，流清涕，喷嚏，咳嗽，咳痰清稀，年长儿可诉肢体疼痛，头痛，口不渴等，辨证属风寒感冒，治以辛温解表，可选用葱豉汤加味；表寒重者，可选用荆防败毒散加减。

若表现为发热重，恶风，有汗或者少汗，鼻塞，流脓涕，咳痰稠色白或黄等，辨证属风热感冒，治以辛凉解表，可选用银翘散加减。

若感冒发生在夏季，表现发热无汗，鼻塞，食欲不振，或呕吐腹泻，或鼻塞流涕等，辨证属暑邪感冒，治以清暑解表，可选用新加香薷饮加减。

若表现为感冒同时又有胃肠道症状，如腹胀，不思饮食，口气秽臭，呕吐，或有腹痛腹泻，或大便秘结等症状，辨证属感冒夹滞，治以解表兼以消食导滞，可选用疏风解表基础上加用保和丸加减。

若表现为感冒同时有咳嗽明显，咳声重浊，痰多等，辨证属感冒夹痰，根据偏于风寒或风热分别治以辛温解表，宣肺化痰，或辛凉解表，清肺化痰，前者可在辛温解表基础上加用二陈汤，后者可在辛凉解表基础上加用黛蛤散。

若表现为感冒同时有躁动不安，惊惕啼叫，夜卧不宁，甚至出现发热抽搐，辨证属感冒夹惊，治以解表清热，安神镇惊，可在疏风解表的基础上加琥珀抱龙丸加减。

当然中医学讲求辨证论治，根据不同临床症状、舌脉来辨证处方用药。详情请到医院咨询中医儿科医生。

常备中成药：

荆防合剂，适用于风寒感冒；

银翘解毒合剂，适用于风热感冒；

小儿热速清口服液，适用于风热感冒；

小儿清热解毒口服液，适用于暑邪感冒；

连花清瘟颗粒，适用于时行感冒。

当有兼夹症时，若感冒夹滞可加用保和丸，若感冒夹痰可加用桔贝合剂，若感冒夹惊可加用小儿回春丹。

2. 外治法

（1）推拿疗法　推攒竹，分推坎宫，揉太阳，黄蜂入洞，分阴阳，推上三关，退下六腑，揉肺俞。风寒者加拿风池，拿合谷，揉二扇门，掐阳池。风热者加推天柱，清肺经，清天河水，退下六腑。夹滞者加清补脾胃，揉中脘，摩腹。夹痰者，加按揉天突，擦胸，按揉乳房乳根。夹惊者加清心经，清肝经，掐十王，掐老龙，水底捞明月，大清天河水。

（2）药物外治　可予金银花、连翘、防风、淡豆豉、白扁豆、薄荷、柴胡各30g，煎水2000mL，水温合适后外洗。用于小儿外感发热。中药沐浴不仅能降温，还能消除高热带来的头痛、全身肌肉关节痛等症状。

【食疗方药】

1. 葱须陈皮饮

取五六根葱的葱须，洗净，加陈皮、生姜、红糖少量，煮开后煮 3 ～ 5 分钟即可。适用于风寒感冒。

2. 双花粥

取金银花、菊花各 10g，熬水后去渣，加粳米 50g，冰糖适量，熬成稀粥温服。适用于风热感冒。

3. 西瓜番茄汁

取西瓜及番茄榨汁，常温当饮料服。适用于暑邪感冒。

【预防与调护】

1. 注意随气温变化增减衣服，尤其是气温骤变时，更应重视。

2. 注意室内通风，勤开窗、勤换气。

3. 平时注意体格锻炼，多做户外活动，多晒太阳，增强体质。

4. 合理喂养，均衡营养，提高机体抵抗力。

5. 在感冒流行时节，尽量少带小儿到公共场所，尤应避免与上呼吸道感染患者接触。

6. 食醋熏蒸，每立方米空间用食醋 10mL，加 1 倍水，倒入壶中加热，待其蒸干为止，日 1 次，连熏 3 天，熏蒸时关闭门窗。用于感冒流行期间空气消毒。

7. 贯众 15g，大青叶 30g，煎水代茶，连服 3 天。用于感冒流行期间预防发病。

8. 多给患儿食易消化食物，多饮开水，保持大便通畅。发热患儿可采取温水擦浴的方法进行物理降温。

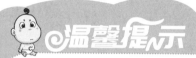

如果孩子感冒后精神非常差，或持续发烧不退，或伴随呕吐、腹泻次数比较多，应密切观察病情，及时到正规医院儿科就诊。

（熊霖 余瑜）

二、体虚感冒（反复呼吸道感染）

反复呼吸道感染是小儿临床常见疾病之一。在规定时间内上、下呼吸道感染次数增多，超过一定范围，称反复呼吸道感染，这类患儿称"复感儿"。属中医学中"体虚感冒""虚人感冒"的范畴。本病常见于 6 个月～6 岁的小儿，其中 1～3 岁的婴幼儿最为多见。以冬春气候变化急骤时容易发病并反复不已，部分患儿有夏天自然缓解的趋势。

【病因】

1. 小儿体质虚弱。父母体弱多病或母亲在怀孕时患各种疾病，或早产、双胎等致小儿体质虚弱、抗病力差，易感而多病。

2. 喂养不当。母乳不足，或过早断乳，或厌食、偏食，营养不良，而致抵抗力低下而反复感冒。

3. 户外活动少，日照不足。孩子对外界适应能力差，一旦感寒受凉，就易患感冒。或与感冒患者接触，一染即成。

4. 用药不当。感冒后过服解表药，或抗生素、激素等使用不当，使得小儿抵抗力下降而反复感冒。

【临床表现及诊断】

1. 患儿表现出反复发生呼吸道感染症状，如咳嗽、鼻塞、流涕、咽痛等。患病时间长，前次感冒未痊愈，遇风受寒后又加重；部分患儿表现出活力不足、胃口差、多汗等。

2. 不分年龄，半年内呼吸道感染 ≥ 6 次，其中下呼吸道感染 ≥ 3 次（其中肺炎 ≥ 1 次）即为反复呼吸道感染。

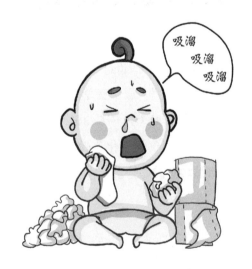

【并发症及危害】

1.若呼吸道感染反复发作,容易发生支气管肺炎、急性肾炎、风湿热等。

2.由于反复感冒,影响小儿生长发育,导致身高体重不达标;学龄期儿童反复感冒还会影响学业。频繁就诊不仅加重患儿家庭经济负担,还会造成家长精神焦虑、过度紧张。

3.由于反复感冒导致过度用药,又会进一步降低患儿抵抗力,更易患呼吸道感染及变生他病,形成恶性循环。

【中医治疗】

1.内治法

复感儿的治疗重在查明正与邪的消长变化。在呼吸道感染发作期间,应按不同的疾病辨证施治。迁延期以扶正为主,兼以祛邪;恢复期当固本为要,或补气固表,或调和营卫,或补肾壮骨。

患儿若表现为反复外感,或咳喘迁延不已,或愈后又作,面色少华,食少,或形瘦或虚胖,大便稀溏,多汗,唇口色淡,辨证属肺脾两虚,治以补肺固表、健脾益气,可选用玉屏风散合异功散加味。

若表现为反复感冒,不耐寒凉,平时汗多且汗出不温,肌肉松弛,或伴有低热,咽红,扁桃体肿大,或肺炎喘嗽后久不恢复等,辨证属营卫失和,治以调和营卫、扶正固表,可选用黄芪桂枝五物汤加味。

若表现为反复感冒，甚则咳喘，面色苍白，肌肉松弛，自汗，盗汗，五心烦热，"五迟""五软"，或鸡胸龟背，辨证属肾虚骨弱，治以补肾壮骨、滋阴温阳，可选用补肾地黄丸加味。

当然中医学讲求辨证论治为主，根据不同临床症状、舌脉来辨证处方用药，详情请到医院咨询中医儿科医生。

常备中成药有：

玉屏风颗粒，适用于肺卫不固；

参苓白术颗粒，适用于脾气虚弱；

百令胶囊，适用于肺肾两虚。

2. 外治法

（1）推拿疗法

上肢部：补脾经 200 次，补肺经 200 次，补肾经 200 次，运内八卦 100 次；

躯干部：摩腹 5 分钟，捏脊 3 ～ 5 遍；

下肢部：按揉足三里。

以上操作每日 1 次，疗程 1 个月。

（2）穴位贴敷　三伏贴、三九贴等。

三伏贴在三伏天进行。夏季气温高，阳气旺盛，人体阳气也是最盛的时候，以辛温祛寒药物贴在背部不同穴位治疗，可疏通经络，调理气血，鼓舞阳气，调节人体肺脾功能，使机体免疫功能不断增强，从而达到振奋阳气促进血液循环、祛除寒邪、提高卫外功能的效果，可以减轻冬季疾病的发作，简称冬病夏治。

三九贴在"三九"时节进行。此时以辛温祛寒药物贴在背部不同穴位，抵御寒凉之气，辅助人体阳气，帮助人体抵抗外邪，预防疾病，达到健体防病的目的，同时也会对夏天三伏贴的疗效起到加强和巩固作用。

贴"三伏贴""三九贴"时应注意以下事项：

①由于孩子年龄小，无法正确表述贴敷部位的感觉，且皮肤较敏感，家长应密切观察贴药后孩子的表情及贴敷部位皮肤的变化，每半小时查看一次为好。

②首次贴敷应密切观察宝宝局部皮肤反应情况，出现轻度痒感，属正常反应；若皮肤出现剧烈疼痛、红肿等现象，应揭掉药贴。

③贴敷部位皮肤有破溃、感染、皮疹等情况，不能贴敷。

④贴敷期间应尽量避免让孩子吃辛辣、寒凉、刺激性食物，海鲜、牛羊肉及生冷食品也最好不要食用。

⑤贴敷时最好穿着透气性较好较为宽松的衣服，不要穿紧身的化纤衣物。

⑥为了防止药膏染脏衣服，贴敷当天穿深颜色衣服最好。

⑦贴敷当天要避免吹空调风扇，不要进食冷饮。

⑧如果孩子有发热、咽痛等症状，应暂停贴敷。

⑨对于第一次贴敷或者皮肤特别敏感的宝宝，家长可以事先在家里试试孩子对胶布是否过敏，如有过敏症状，在贴敷前一定要告诉医生，改用防过敏胶布。

⑩孩子年龄不同，贴敷时间不同，应按年龄逐渐加长，6岁以下的小儿贴药时间为2～4小时。具体贴敷时间根据小儿皮肤反应而定，同时考虑小儿体质和耐受能力，如感觉贴药处有明显不适，家长可自行取下。三伏贴、三九贴连续贴敷3年为1个疗程，疗程结束后，可以继续进行贴敷，以巩固疗效。

【食疗方药】

1. 黄芪粥

取黄芪 15g，大枣 10g，粳米 50g。先将黄芪煎水取汁，然后用此药汁与粳米和大枣一起煮粥，温服。具有增强抵抗力的作用，适用于肺脾两虚者。

2. 百合莲子银耳汤

取百合、莲子各 10g，银耳 20g，红枣 10g，冰糖适量，熬好后温服。对气道有修复作用，适用于反复咳嗽，肺脾两虚者。

3. 黑豆桂圆大枣汤

取黑豆 20g，桂圆 10g，红枣 10g，冰糖适量，慢火炖 1 小时左右，温服。具有健脾补肾作用，适用于脾肾两虚者。

【预防与调护】

1. 注意环境卫生，避免污染，保持室内空气新鲜。

2. 参加户外活动，多晒太阳，增强体质。

3. 注意随气候变化增减衣服。

4. 按时预防接种。

5. 感冒流行期间不去公共场所。

6. 饮食多样而富于营养，不偏嗜、不食冷饮、不食肥甘厚味、不食辛辣刺激。

7. 汗出较多者，随时擦干，也可用干毛巾垫于胸背部，随时抽出换新。勿吹风着凉，沐浴时尤应注意。

8. 积极防治各种慢性病，如维生素 D 缺乏性佝偻病、营养不良、营养性缺铁性贫血等。

9. 经常用银花甘草水漱口，1 日 2～3 次。

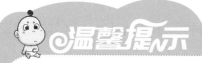

1. 呼吸道感染发作期间，应密切观察病情，发现患儿精神差、脸色不好，及时到正规医院儿科就诊。

2. 缓解期可请中医儿科医师调理体质，增强抵抗力，从而减少和预防疾病发生。

（熊 霖）

三、咳嗽（气管炎、支气管炎）

咳嗽是以咳嗽主症命名的小儿肺系常见病证。本病一年四季均可发生，以冬春季为多，在季节变换或气候骤变时更易发病。各年龄小儿均可发病，其中 3 岁以下的婴幼儿较为多见。年龄越小，症状越重。本病一般预后较好，若治疗不当，调护失宜，可反复迁延。西医诊断中的支气管炎、慢性咳嗽属于本病的范畴。

【病因】

1. 与季节和气候突变有关。

2.与环境不良有关。室内外温差过大、空气不流通、室内阴暗潮湿易患病。

3.与饮食不当有关。小儿食积或进食过多甜食、油腻食物，则体内容易生痰而导致咳嗽。

4.与小儿体质虚弱有关。孩子对外界环境适应性及抵抗力较差，容易患病。

5.与小儿生理构造有关。婴幼儿气管、支气管较成人短且较狭窄，血管丰富，黏膜柔嫩，软骨柔软，气道较干燥，纤毛运动差，清除力弱，容易发生感染。

【临床表现及诊断】

1.以咳嗽为主要表现，同时可能出现鼻塞、流涕、喷嚏、咽部不适、咽痛等局部症状。

2.多在冬春季节或气温骤变、季节交替时发病，多有受凉感冒病史。

3.严重者可能伴随发热、呼吸急促、喉中痰鸣等症状。

4.肺部听诊，两肺呼吸音粗糙，或有少量散在干、湿啰音；X线检查示肺纹理增粗；血常规检查，若为病毒感染的患儿，白细胞总数可正常或减少，中性粒细胞减少，淋巴细胞相对增多；若为细菌感染者，可出现白细胞总数及中性粒细胞增高。

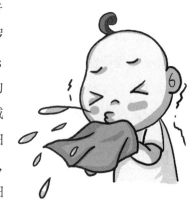

【并发症及危害】

1.并发症以婴幼儿多见，可能引起支气管炎、肺炎，甚至呼吸衰竭、心力衰竭等急危重症。

2.年长儿有可能引起急性肾小球肾炎、风湿热、类风湿病等结缔组织病。

【中医治疗】

1.内治法

治疗咳嗽要分清外感内伤、邪正虚实。外感咳嗽以疏散外邪、宣通肺气为主，一般不宜过早使用苦寒、滋腻、收涩、镇咳之药，以免留邪。内伤咳嗽，则应辨明由何脏累及所致，随证立法，补益五脏气阴。

患儿若表现为咳嗽痰白清稀，鼻塞流涕，怕冷少汗，或发热头痛，全身酸痛等，辨证属风寒咳嗽，治以疏风散寒、宣通肺气，可选用金沸草散加减。

若表现为咳嗽不爽，痰黄黏稠，不易咳出，口渴咽痛，鼻流浊涕，或伴有发热头痛等，辨证属风热咳嗽，治以疏风解热、宣肺化痰，可选用桑菊饮加减。

若表现为咳嗽痰多，痰色黄黏稠，咳吐不爽，或发热口渴，烦躁不宁，大便干燥等症状，辨证属痰热咳嗽，治以清肺化痰止咳，可选用清金化痰汤加减。

若表现为咳嗽痰多壅盛，痰色白而稀，神乏困倦，不欲食等，辨证属痰湿咳嗽，治以健脾燥湿、化痰止咳，可选用三拗汤合二陈汤加减。

若表现为久咳，咳而无力，痰白清稀，语声低微，喜温畏寒，体虚多汗等，辨证属肺气亏虚，治以补肺健脾，可选用玉屏风合六君子汤加减。

若表现为干咳无痰，或痰少而黏，不易咳出，咽痒，口渴咽干，手足心热等，辨证属肺阴亏虚，治以滋阴润肺、兼清余热，可选用沙参麦冬汤加减。

当然中医学讲求辨证论治为主，根据不同临床症状、舌脉来辨证处方用药，详情请到医院咨询中医儿科医生。

常备中成药：

半夏止咳糖浆，适用于风寒咳嗽；

小儿宣肺止咳颗粒，适用于风热咳嗽、痰热咳嗽；

桔贝合剂，适用于痰热咳嗽；

蛇胆川贝液，适用于风热咳嗽、痰热咳嗽；

小儿肺热咳喘口服液，适用于风热咳嗽、痰热咳嗽。

2. 外治法

（1）推拿疗法　常用推拿方法清肺经，按天突，推膻中，开璇玑，揉乳旁，揉乳根，擦背。

外感咳嗽推攒竹，推坎宫，推太阳，黄蜂入洞，拿风池，推上三关，退下六腑，拿合谷。内伤咳嗽加揉二马，按揉气海，揉肺俞，揉肾俞。

（2）穴位贴敷　予以止咳贴等治疗。由于小儿具有肌肤薄嫩、"脏气清灵"的生理特点，药物有效成分容易通过皮肤吸收，特别适合敷贴疗法。根据不同证型选择不同的中药制成止咳贴贴敷天突、膻中、大椎、肺俞等穴。

【食疗方药】

1. 葱白粥

糯米 60g，生姜 5 片（捣烂），连须葱白 5 段，加米醋 5mL，煮粥，趁热饮用，适用于风寒咳嗽。

2. 杏仁鸭梨冰糖水

鸭梨 1 个去核，杏仁 10g，冰糖适量，水煮服。本品有清热润肺止咳的作用，适用于风热咳嗽。

3. 桑菊茶

桑叶 10g，菊花 10g，甘草 3g，放入锅中稍煮后去药渣，调入适量白糖，代茶饮。本品辛凉清热，宣肺止咳，适用于风热咳嗽。

4. 川贝蒸梨

川贝母粉 3 ～ 5g，梨子（鸭梨、雪梨均可）1 个，冰糖适量，隔水蒸 40 ～ 60 分钟即可。本品有润肺化痰止咳的作用，适于干咳少痰肺阴亏虚证。

【预防与调护】

1. 加强身体锻炼，增强抗病能力。

2. 注意气候变化，防止受凉，特别是秋冬季节，注意胸、背、腹部保暖，以防感冒。

3. 注意保持室内空气流通，避免尘烟等刺激。

4. 饮食不宜过于肥甘厚味、辛辣刺激。

5. 咳嗽期间，适当休息，多饮水，饮食宜清淡，避免腥、辣、油腻之品。适当控制活动量，避免汗出湿衣复感外邪，加重病情。

温馨提示

如果小儿有以下五点之一者，应及时去医院就诊：

①未满三个月的小儿出现咳嗽；②呼吸时发出异常声音的咳嗽；③夜间干咳或咳嗽伴有发热；④痰多影响呼吸的咳嗽；⑤小儿的性情骤变如烦躁、哭闹不止，或者困倦、嗜睡，或者拒奶。

（熊霖 郑珊）

四、鼻渊（鼻窦炎）

鼻渊是因外邪侵袭，脏腑失调或脏腑虚损所致的以鼻流浊涕、量多不止为特征的鼻病，常伴有头痛、鼻塞、嗅觉减退等症状。鼻渊是小儿时期的一种常见病，有1%～5%的小儿因呼吸道感染持久不退而患病。

本病属西医学鼻窦炎的范畴，有急、慢性之分。急性鼻窦炎致病菌以肺炎双球菌、链球菌葡萄球菌为多。慢性鼻窦炎通常为混合感染，以厌氧菌及肺炎球菌感染多见。急性鼻窦炎经及时合理治疗，预后良好。

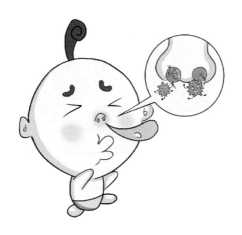

【病因】

引起鼻渊的病因比较复杂，归纳起来有四大类：外感因素、饮食因素、情志因素和体虚因素。

1. 外感风热之邪或风寒之邪均可致鼻渊。

2. 平素进食油腻、不易消化之品，可以导致湿热蕴积，进而郁而化火，侵犯鼻窦而为病；或饮食不节制，暴饮暴食，日久损伤脾胃，脾虚不运，痰湿内生，久则腐蚀鼻窦内肌膜而为病。

3. 情志不调，喜怒失常，常导致肝胆功能失常，气郁化火伤及鼻窦而发病。

4. 久病体虚，邪毒内困，迁延失治而致病。

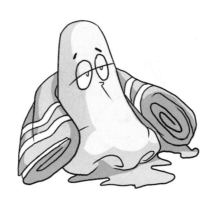

1. 多有感冒病史或急、慢性鼻炎发作史。

2. 常表现有鼻涕量多、鼻塞、头痛、嗅觉减退。

3. 局部检查可见鼻黏膜充血、肿胀，鼻甲肿大，尤以中鼻甲为甚，中鼻道或嗅裂可见黏性或脓性分泌物。

4. 鼻窦 X 线片或鼻窦 CT 等有助于本病的诊断。

5. 注意和急性鼻炎相区别：急性鼻炎多于受凉后发病，先鼻内燥痒灼热，然后双侧鼻塞喷嚏，大量水样鼻涕；7 天后分泌物由稀薄转变为黏稠，量逐渐减少；一般两周内痊愈。

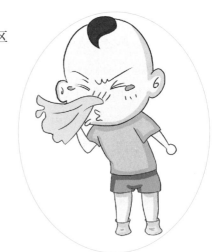

【并发症及危害】

1. 急性鼻窦炎经及时合理治疗，预后良好。

2. 如身体虚弱，抵抗力低下，治疗延误或不当，常可转为慢性鼻窦炎，并易并发鼻窦炎性支气管炎、中耳炎、上颌骨骨髓炎等肺、气管及鼻腔周围组织器官疾病。

3. 病久还可影响身体发育和智力发育。

【中医治疗】

本病的主要特征是鼻塞流涕，宣通肺窍是本病的基本治法，同时根据不同的证型配合多种不同的治法，还要根据病情不同选择恰当的各种外治方法配合使用，内外治相结合，以内治为主，外治为辅。

1. 内治法

患儿先有感冒症状，继而出现鼻塞，涕多色白或微黄，嗅觉减退，部分患儿有头痛、发热恶寒，若1周后鼻塞流涕等症状未见恢复，反而加重，脓涕增多，表示有鼻窦炎。另外还有一些特殊症状，如咳嗽和胃肠症状，特别易发于年龄小的小儿中，因这些小儿不会擤鼻涕，黏脓性鼻涕常常经后鼻腔流入咽喉部，引起咳嗽，夜间更为明显，有时突然咳嗽惊醒，如患儿将黏脓性鼻涕咽下，就会引起食欲不振、恶心呕吐和腹泻等胃肠症状。辨证属肺经风热证，治以疏风清热、宣肺通窍，可选用苍耳子散加减治疗。

鼻腔内可见较多脓性分泌物，头痛更为明显，尤以白天加剧，卧床休息时减轻。婴幼儿可引起患侧面部红肿，较大小儿可表现为患侧上颌处疼痛和压痛，大便干燥。辨证属胆经郁热，治以清泻肝胆、利湿通窍，可选用龙胆泻肝汤加减治疗。

若表现为鼻塞流涕，迁延不愈，病程较长，鼻塞甚，嗅觉减退或消失，鼻涕黄浊量多，涕有臭味，全身并见头昏头痛，食欲不振，大便溏薄，辨证属脾胃湿热，治以清脾泻热、利湿降浊，可选用黄芩滑石汤加减治疗。

若表现为鼻塞，多黏脓性鼻涕和咳嗽，日久不愈，鼻涕混浊，时多时少，伴头昏，记忆力减退，嗅觉减退；全身可见面色萎黄或白，少气乏力，大便溏薄；病情较重者，常表现为不爱活动，精神萎靡不振，容易疲劳和记忆力差。辨证属肺脾气虚，治以温补肺脾、祛湿散寒，可选用温肺止流丹合参苓白术散加减治疗。

当然中医学讲求辨证论治为主，根据不同临床症状、舌脉来辨证处方用药，详情请到医院咨询中医儿科医生。

常备中成药：

鼻渊舒口服液，适用于肺经风热证及胆经郁热证；

鼻窦炎口服液，适用于风热犯肺证及湿热内蕴证；

鼻渊通窍颗粒，适用于风热犯肺证；

通窍鼻炎颗粒，适用于风热蕴肺、表虚不固证；

鼻炎康片，适用于肺经风热证及胆经郁热证；

藿胆鼻炎胶囊，适用于肝胆湿热证。

2. 外治法

外治方法的选用应根据患儿的年龄、病情及耐受程度而分别采用滴鼻、熏鼻、洗鼻、针灸、推拿等。

（1）熏鼻法　用芳香通窍、行气活血的药物如苍耳、辛夷、薄荷、川芎、白芷等煎水，令患儿用鼻趁热吸入蒸气，反复多次。

（2）局部理疗　局部加中药超短波或红外线等物理治疗。

（3）推拿疗法　肺经风热证按摩风池，推风府，揉迎香、印堂、合谷、列缺，开天门。胆经郁热证揉迎香、印堂、风池，分阴阳，按揉阳陵泉、绝骨、太冲、行间。脾经湿热证揉迎香、印堂，按中脘，按揉公孙、阴陵泉、丰隆、梁丘，按脾俞、胃俞。肺脾气虚证揉百会、印堂、迎香，推足三里、三阴交，按中脘，按揉脾俞、肺俞。

【食疗方药】

辛夷豆腐粥

辛夷 15g，豆腐 100g，粳米 100g。将辛夷用纱布包好放入砂锅内，加适量水煎汁，去渣后加入豆腐、粳米共煮为粥。具有疏风通窍的作用，适用于鼻塞、流涕、头痛者。

【预防与调护】

1.注意鼻腔卫生，避免经常挖鼻子。及时治疗上呼吸道疾病，以免发生急性鼻渊，对已发生的急性鼻渊亦应及时治疗，以免迁延日久难愈转为慢性，或并发其他疾病。不与上呼吸道感染患者接触。平时注意生活起居有节，衣着适宜，避免感寒受凉，过度疲劳，注意锻炼身体，增强体质，预防感冒。

2.饮食均衡，尤要注意食物中维生素 A、维生素 C 的供给。

3.注意室内空气流通，避免长期处于干燥、密闭的环境中。

4.游泳时注意正确姿势，避免鼻腔内进水。在鼻渊发病期间或发病后一段时间尽量不要游泳。

5.患鼻渊期间，适当休息，注意营养，实证鼻渊饮食宜清淡，忌食辛辣厚味之品。

6.清洁鼻腔，去除积留鼻涕，保持鼻道通畅，可让患儿做低头、侧头运动，以利窦内涕液排出。注意擤鼻方法，鼻塞涕多者，切忌用力擤鼻，以免鼻腔分泌物通过耳咽管进入中耳发生耳疾。

（林海凤　熊　霖）

五、鼻衄（鼻出血）

鼻衄，又称鼻出血，是以鼻窍中出血为临床特征的病证。发病与季节无明显关联，一年四季均可发生，但在冬春季节气候干燥时易于发病。本病属西医学鼻出血的范畴，包括全身性疾病如血液病、肝肾疾病等所出现的鼻出血，局部疾患如鼻部炎症、外伤、肿瘤及鼻中隔偏曲等鼻部损伤所引起的鼻出血。本着"急则治其标"的原则，如果出血量大，应请鼻科医师寻找出血点局部处理，然后采取中医为主的综合治疗方法，才能取得较好的临床疗效。

【病因】

1. 与外伤有关。摔伤、碰伤或经常挖鼻孔可引起鼻出血。

2. 与环境因素有关。如气候干燥可致小儿鼻腔干燥，导致鼻腔黏膜的损伤引起鼻出血。

3. 与饮食有关。如小儿喝水少或者嗜吃一些辛辣刺激易上火的食物可能会引起鼻出血。

4. 与某些疾病有关。如小儿患鼻炎、鼻窦炎，炎症刺激鼻腔黏膜，造成鼻腔黏膜水肿、充血破损，从而引起鼻出血；或由于鼻中隔偏曲压迫鼻腔黏膜可引起鼻出血；或由于鼻血管瘤侵袭鼻腔黏膜而引起鼻出血；一些全身性疾病如血小板减少性紫癜、过敏性紫癜、白血病等导致血小板减少可引起鼻出血。

【临床表现及诊断】

1. 多有发热性疾病、鼻外伤及鼻部疾病、血液病或全身各系统疾病病史。

2. 以鼻中出血为主要症状，单侧多见，双侧同时发生少见，轻者涕中带血。较重者"渗渗而出"或点滴而下；严重者"血涌如泉"，甚则出现气脱之危象。

3. 鼻腔局部检查有出血点或渗血面。

【并发症及危害】

鼻出血一般失血并不多，但有的孩子鼻出血不止，以致出血太多，造成血压下降、大汗淋漓、脉搏微弱，出现出血性休克。

【中医治疗】

1. 内治法

鼻出血属于急症，遵循"急则治其标、缓则治其本"的原则，小儿鼻出血不止者，应先用外治法局部止其血，再审证求因，辨证治疗。

患儿若表现为鼻中出血，点滴渗出，血色鲜红，同时伴有鼻塞、咳嗽，或鼻腔干燥灼热，或有发热、便秘，辨证为肺经热盛，治以清肺降火止血，可选用泻白散加味。

若表现为鼻中出血量多，血色深红，伴见口渴、口臭、大便秘结、小便色黄，辨证为胃火炽盛，治以清胃泻火止血，可选用清胃散合调胃承气汤加减。

若表现为鼻中出血多与情绪波动有关，如恼怒后鼻出血，量或多或少，血色稍暗，面红目赤，较大患儿可诉口苦咽干，辨证为肝火上炎，治以清热泻火、柔肝止血，可选用龙胆泻肝汤加减。

若表现为鼻中出血量少，口干咽燥，手足心热，盗汗，辨证为阴虚火旺，治以滋阴降火止血，可选用知柏地黄汤加减治疗。

若表现为鼻中出血量少，常反复发作，血色淡红，鼻黏膜色淡，面色不华，精神较差，饮食量少，大便溏薄，辨证为脾不统血，治以补脾摄血，可选用归脾汤加减治疗。

当然中医学讲求辨证论治为主，根据不同临床症状、舌脉来辨证处方用药，详情请到医院咨询中医儿科医生。

常备中成药：

知柏地黄丸，适用于阴虚火旺证；

归脾丸，适用于脾不统血证。

2. 外治法

（1）压迫法　嘱患儿身体前倾低头，张口呼吸，如果是单侧出血，用拇指紧压出血侧的鼻翼；如果是双侧出血，用拇食指捏住患儿两侧鼻翼。

（2）涂敷法

①冷敷法：取坐位，以冷水浸湿毛巾或用冰袋敷于患儿前额，以凉血止血。

②鼻腔内有小出血点、溃疡、血痂而无活动性出血的患儿，可在鼻黏膜涂少量黄连油膏，1日1～3次，以滋润黏膜，泻火止血。适用于胃火炽盛证。

③用血余炭、马勃、百草霜、三七粉、云南白药等具有止血作用的药末吹入鼻腔，用于出血量少的鼻衄患儿。

④鼻衄出于鼻中隔者，用马勃（消毒）敷于出血处；如还止不住者，再用消毒的黄连膏纱条蘸百草霜散（百草霜80%，花蕊石10%，禹余粮10%）填充出血鼻腔。

⑤大蒜捣烂，敷于足底涌泉穴。有引热下行的作用。用于反复鼻衄患儿。

（3）指压法　医者以拇指甲压迫患儿中指指端节靠近小指侧缘的端正穴，时间为2～3分钟，如出血不止，可稍延长到15分钟。如右鼻孔出血，可指压患儿左手，左出血压右手，两侧出血压两手。

【食疗方药】

绿豆莲藕汤

绿豆 50g，鲜莲藕 200g。将绿豆淘洗干净，放入砂锅，加足量水，大火煮沸后，改用小火煮 30 分钟，待绿豆熟烂，放入切好的藕片和藕节，继续用小火煨煮 30 分钟，藕熟，汤汁黏稠即可。早晚 2 次分服，适用于热证鼻出血。

【预防与调护】

1. 保持房间的安静、清洁，温度要适宜。室内保持空气清新，适当开窗通风换气，温度宜保持在 18～20℃。因空气过于干燥可诱发鼻腔出血，所以空气湿度应≥60%。气候干燥季节，应常戴口罩，以保持鼻腔的湿润，或在小儿鼻中隔黏膜常涂少量黄连油膏，以滋润黏膜。

2. 饮食要进一些易消化软食，多吃水果蔬菜，忌辛辣刺激饮食，并保持大便通畅。在气温变化较大的季节或小儿患感冒等疾病时，禁食辛辣燥热刺激性食物。哺乳婴儿时，乳母同样忌口，较大小儿应多吃水果，尤其是莲藕，有止衄的作用。

3. 对于小儿鼻衄患者应纠正患儿挖鼻、揉鼻、好奇放置异物等易导致黏膜损伤的不良习惯。

4. 对于鼻出血的小儿，家长应安抚患儿情绪，避免患儿烦躁及紧张加重鼻出血。

5. 观察患儿出血是否停止时，应特别注意有无鼻血流向咽部。

6.鼻腔用药或填塞之后，要防止患儿掏挖。

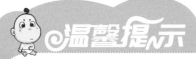

1.家长为患儿压迫止血时，切记不要让患儿仰头压迫，以免血液倒流阻塞呼吸道，甚至出现窒息的可能。

2.如果小儿鼻出血频繁且每次出血量大，难以止住，必须高度重视，及时查找原发疾病并到正规医院就诊治疗。

（林海凤　熊　霖）

六、乳蛾（急慢性扁桃体炎）

乳蛾是因外邪客于咽喉，邪毒积聚喉核，或脏腑虚损，虚火上炎，导致的以咽痛、喉核红肿、化脓为主要特征的咽部疾患，以咽喉两侧喉核红肿疼痛、吞咽不利为主症，因其喉核肿大，形状似乳头或蚕蛾，故称乳蛾，又名喉蛾。发于一侧者称为单蛾，发于两侧者称为双蛾。本病是儿科临床常见病、多发病，多见于4岁以上小儿，一年四季均可发病，多发于春秋两季。幼儿症状较成人为重，常伴有高热，若治疗得当，一般预后良好，但婴幼儿的病程较长，可迁延不愈或反复发生。

乳蛾属于西医学的急性扁桃体炎和慢性扁桃体炎的范畴。急性扁桃体炎以发热、咽痛、吞咽困难、扁桃体红肿化脓为主要特点。慢性扁桃体炎以低热、咽异物感、扁桃体上有少量脓点为特点。

【病因】

本病的发生，起病急骤者，多为外邪侵袭；慢性发生者，常有病久体弱、脏腑功能不足之内在原因。外感主要责之于风热邪毒，从口鼻而入，热毒搏结于喉。或乳食过热，积聚胃腑，或先天受母体胃热，而致脾胃积热。由于小儿为"稚阴稚阳"之体，热病久病伤阴，或素体阴虚者，均可出现肺肾阴虚，甚则虚火上炎。

【临床表现及诊断】

1.病史有受凉、疲劳、外感或咽痛反复发作史。

2.症状急性者，咽痛剧烈，牵连耳部作痛，吞咽时加剧，常伴高热、恶寒等。慢乳蛾不发热、咽干不适，或咽痛、发热反复发作。

3.咽部检查

（1）急乳蛾 扁桃体红肿，表面可有脓点，严重者脓点融合成片。

（2）慢乳蛾 咽部暗红，扁桃体肥大或触之坚硬，表面凹凸不平，色暗红，表面有白点，挤后有白色腐物从喉核隐窝口溢出。

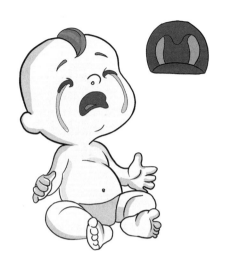

【并发症及危害】

乳蛾如不及时恰当治疗，容易出现鼻窦炎、中耳炎、颈淋巴结炎等并发症。偶可继发急性肾炎、风湿热或风湿性心脏病。长期不愈反复的乳蛾发生亦可形成复呼吸道感染，降低小儿机体免疫力，影响小儿的健康成长。

【中医治疗】

1. 内治法

患儿若表现为咽痛，咽赤，喉核红肿，轻度吞咽困难，伴发热、恶寒、咳嗽、咳痰等症，辨证属风热外侵证，治以疏风清热、消肿利咽，可选用银翘散加减。

若表现为咽痛较甚，吞咽困难，发热不退，身热，口渴，大便秘结，咽部及喉核红肿，上有脓点或脓肿，易剥离，口臭，大便秘结。辨证属肺胃热盛证，治以泄热解毒、利咽消肿，可选用清咽利膈汤加减。

若表现为咽部干燥、灼热，午后发热，喉核暗红肿大且表面不平，微痛不适，精神疲惫，干咳少痰，手足心热，或午后低热，颧红，喉核红、肿大，或有少许脓液附于表面，辨证属肺肾阴虚证，治以滋阴降火、清利咽喉，可选用知柏地黄汤加减治疗。

若表现为双侧或单侧扁桃体肥大，无明显充血的现象，感受外邪后会急性发作，出现喉核明显红肿，甚至化脓，常反复发作，辨证属痰瘀热结证，治以解毒活血、化瘀消肿，可选用清胃散加减。

当然中医学讲求辨证论治为主，根据不同临床症状、舌脉来辨证处方用药。详情请到医院咨询中医儿科医生。

常备中成药：

银黄口服液，适用于风热外侵证；

小儿咽扁冲剂，适用于风热外侵证；

小儿热速清口服液，适用于急性乳蛾之发热重者；

六神丸，适用于乳蛾咽喉肿痛严重者；

双黄连口服液，适用于胃火炽盛证；

金果饮，适用于肺阴伤证。

2. 外治法

（1）吹药　选用清热解毒、利咽消肿的中药粉剂吹于患处，每日数次。

①冰硼散外吹病灶。适用于咽喉红肿，疼痛较轻者。

②珠黄散外吹。适用于咽喉红肿较甚，疼痛较剧，或喉核有脓点者。

③锡类散外吹，适用于乳蛾溃烂。

（2）雾化疗法　可用清热解毒利咽的双黄连注射液，雾化吸入，每日 1 ～ 2 次。如双黄连粉针剂水溶后超声雾化吸入，每次 1 支，加水 6mL 溶化，超声雾化吸入，1 日 1 次。适用于风热外侵证。

（3）耳穴贴压　扁桃体、咽喉、肺、胃、肾上腺等穴，每次取 3 ～ 5 穴。

（4）推拿　咽痛剧烈、吞咽困难、汤水难下者，可用推拿法缓解患者咽部疼痛，得以服药和饮食。

【食疗方药】

1. 胖大海茶

胖大海完全发大，将药汁倒出，加白糖少许，冷却后频频饮用，慢慢咽之，用于实热乳蛾。

2. 丝瓜冰糖饮

丝瓜 200g，金银花 15g，冰糖 30g。将鲜嫩丝瓜洗净，切成小段，和金银花、冰糖共放锅内蒸，滤汁饮用，1 日 1 剂。

3. 胖豆茶

胖大海 2 ～ 4 枚，山豆根 1 ～ 3g，白糖少许。胖大海、山豆根用沸水浸泡，待胖大海完全发大，将药汁倒出，加白糖少许，冷却后频频饮用，慢慢咽下。适用于实热乳蛾。

1. 平时注意体格锻炼，多做户外活动，增强体质。注意跟随气温变化为小儿增减衣被，尽量避免与上呼吸道感染患儿接触。保持室内空气流通及适当湿度。

2. 注意口腔卫生，教育小儿养成刷牙漱口的个人卫生习惯。

3. 应积极治疗急性扁桃体炎，防止迁延成慢性或变生他病。

4. 高热者应配合物理降温措施。

5. 患儿的饮食宜清淡，忌腥荤发物，以防助长邪势。

6. 做好口腔护理。可用银花甘草液漱口，1日3～4次。

（林海凤）

七、喉痹（急慢性咽炎）

喉痹，是以咽部红肿疼痛，或干燥、异物感、咽痒不适为主要症状的急慢性咽部疾病。急喉痹是因外邪客于咽部所致，以咽痛、咽肌膜肿胀为特征的急性咽病。慢喉痹是因脏腑虚弱，咽部失养，或虚火上灼所致，以咽部不适，咽黏膜肿胀或萎缩为特征的慢性咽病。喉痹属西医学之急慢性咽炎的范畴。

本病一年四季均可发病，但以冬春或秋冬之交为多。

【病因】

1. 急喉痹

（1）感染　病毒感染以柯萨奇病毒、腺病毒、副流感病毒多见；细菌感染以链球菌、葡萄球菌及肺炎双球菌多见。

（2）诱发因素　在高温、粉尘、刺激性气体环境中停留过久，以及受凉、过度疲劳等，均可诱发本病。

2. 慢喉痹

（1）急喉痹反复发作转为慢性，此为主要原因。

（2）患有慢性鼻炎、鼻窦炎等，由于长期鼻阻塞，张口呼吸及鼻涕后流，刺激咽部；或患慢性扁桃体炎、牙周炎，均可引起慢性咽炎。

（3）粉尘、有害气体刺激，嗜食刺激性食物等，均可引起本病。

（4）全身因素，如贫血、心血管病、慢性支气管炎、支气管哮喘、便秘、内分泌紊乱、免疫功能低下及维生素缺乏等，都可继发本病。

【临床表现及诊断】

1. 急喉痹

（1）本病起病较急。

（2）初觉咽干、灼热、咽痒，继有咽微痛感，空咽时明显，并可放射至耳部。全身症状一般较轻，但因个体体质、免疫力、年龄及细菌、病毒毒力不同而症状表现轻重不一，可伴有恶寒、发热、头痛、四肢酸痛、食

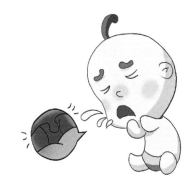

欲不振等。可见咽部黏膜急性弥漫性充血、肿胀，悬雍垂及软腭水肿。咽后壁淋巴滤泡及咽侧索红肿，表面可见黄色点状渗出物。颌下淋巴结肿大、压痛。

（2）实验室及其他检查：可行咽拭子培养和相关抗体测定，以利明确病原菌。

2. 慢喉痹

（1）本病的病程一般较长，多有咽痛反复发作史。

（2）临床表现以局部症状为主，全身症状多不明显。咽部可出现异物感、干燥、灼热、发痒、微痛等多种不适症状。

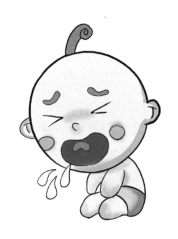

（3）检查可见咽黏膜充血、肥厚，咽后壁淋巴滤泡增生，或咽黏膜干燥萎缩。

【并发症及危害】

1. 急喉痹可引起急性中耳炎，鼻窦炎，喉炎，气管、支气管炎及肺炎。急性脓毒性咽炎可能并发急性肾炎，风湿热及败血症等。

2. 慢喉痹病程较长，症状顽固，不易治愈。

【中医治疗】

1. 内治法

（1）急喉痹　患儿表现为咽痛较轻，吞咽不利，舌淡红，苔薄白，脉浮紧，可伴有周身不适，咳嗽痰稀，鼻塞等症；检查见咽部黏膜淡红。辨证属风寒侵袭，治以疏风散寒，宣肺利寒，可选用六味汤加减。咳嗽痰多者，可加紫菀、杏仁；鼻塞流涕可加苍耳子、辛夷等。

若表现为咽痛较重，吞咽时痛甚，可伴有发热恶风，头痛，咳嗽痰黄，苔薄黄，脉浮数。辨证属风热外袭，治以疏风清热、消肿利咽，可选用疏风清热汤加减。头痛甚者，加蔓荆子、藁本；咽痛甚者，加射干。

若表现为咽喉疼痛较重，吞咽困难，痰多而黏稠，咽喉梗塞感，并见发热，口渴喜饮，大便秘结，小便黄，舌红，苔黄，脉洪数。辨证为肺胃热盛，治以泄热消毒、消肿利咽，可选用清咽利膈汤加减。若咳嗽痰黄、颌下淋巴结肿大压痛，可加瓜蒌仁、射干；高热者，可加水牛角、生石膏。

（2）慢喉痹　患儿病程较长，表现为咽喉色暗红而干，或有颗粒隆起，伴咽痛，口干欲饮，午后及黄昏时症状明显，舌红少苔，脉细数。辨证为阴虚肺燥，治以养阴清肺利咽，可选用养阴清肺汤加减。

若表现为喉微干微痒微痛，有异物梗阻感或痰黏着感，伴多汗易感、神倦乏力，舌淡或有齿痕，苔薄白，脉缓弱，辨证为肺脾气虚，治以补肺益脾利咽，可选用玉屏风散加生脉散合参苓白术散加减。

若表现为咽干微痛，面色白，语声低微，口干不欲饮，或喜热饮，小便清长，或腹痛寒泄，头晕耳鸣，腰膝酸软，倦怠乏力，舌淡苔白，脉沉细，辨证为肾阳不足，治以温肾扶阳、引火归原，可选用八味丸加减。

当然中医学讲求辨证论治为主，根据不同临床症状、舌脉来辨证处方用药。详情请到医院咨询中医儿科医生。

常备中成药：

鱼腥草口服液，适用于风热外袭证；

黄连上清丸，适用于风热外袭证；

喉咽清口服液（颗粒），适用于风热外袭证；

新癀片，适用于风热外袭证；

八宝丹，适用于肺胃热盛证。

单方验方：

①金银花 30g，胖大海 6 枚，青果、麦冬各 10g，泡水代茶饮。用于风热外袭证。

②太子参 30g，玄参、金银花各 15g，生甘草 9g，煎汤代茶饮。用于阴虚肺燥证。

2. 外治法（局部治疗）

（1）含漱　起到清洁患部的作用。用复方硼砂溶液，或选用金银花、连翘、荆芥、薄荷等药物煎汤含漱。

（2）吹药　将中药制成粉剂，直接吹于咽部患处，以清热解毒、消肿止痛。可选用冰硼散、冰珠散、珠黄散、西瓜霜、双料喉风散等，每日 6 ～ 7 次。

（3）含药　将药物制成丸或片剂，含于口内，慢慢溶化，使药液较长时间润于咽部患处，起消肿止痛、清咽利喉作用。可选用华素片、溶菌酶含片、喉炎丸、六神丸、草珊瑚含片、新癀片等药物。

（4）蒸汽吸入或雾化吸入　用银黄注射液、鱼腥草注射液、双黄连注射液等雾化吸入，每日1～2次，3～5日为1个疗程。

【食疗方药】

1.茶榄海蜜饮

绿茶、橄榄各6g，胖大海3枚，蜂蜜1匙。先将橄榄放入适量清水煎沸片刻，然后冲泡绿茶、胖大海，闷盖片刻，入蜂蜜调匀。徐徐饮汁。用于阴虚肺燥证。

2 其他

（1）雪梨干50g，罗汉果半个，水煎20分钟后，候温，饮汁。用于阴虚肺燥证。

（2）芒果煎水，代茶频服。用于风热外侵证、肺胃实热证。

【预防与调护】

1.注意饮食有节，忌过食辛辣、肥甘厚味。

2.注意防寒保暖，尤其在季节交替、气温变化时，宜及时增减衣物，防止受凉感冒。

3.改善生活环境，避免粉尘和有害气体刺激。

4.少食煎炒和辛辣刺激性食物。

5.减少或避免长时过度用声等。

6.多食富有营养和具有清润作用的食物，改善消化功能，保持大便通畅。

7.积极治疗邻近器官疾病，如急性鼻炎、慢性鼻炎、鼻窦炎、龋齿等，以防诱发本病。

（戴奕爽）

八、哮喘（支气管哮喘、喘息性支气管炎）

哮喘是小儿时期常见的一种反复发作的哮鸣气喘性肺系疾病。哮指声响言，喘指气息言，哮必兼喘，故通称哮喘。临床以反复发作性喘促气急，喉间哮鸣，呼气延长，严重者不能平卧，张口抬肩，摇身撷肚，唇口青紫为特征。常在清晨或夜间发作或加剧。本病包括西医学所称的喘息性支气管炎、支气管哮喘。

哮喘有明显的遗传倾向，初发年龄以1～6岁多见。发作有较明显的季节性，以秋季、春季气候多变时易于发病。大多数患儿经治疗可缓解或自行缓解，在正确的治疗和调护下，随年龄的增长，大都可以治愈。但若失于防治，喘息持续，或反复发作，迁延不愈，可延及成年，甚至遗患终身。

【病因】

1.遗传因素

目前认为，特应性体质是通过多基因以一种复杂方式进行遗传的。遗传过敏体质（如患儿有湿疹、过敏性鼻炎或／和食物、药物过敏史）对本病的形成有很大关系。

2. 环境因素

目前公认的环境致病因素有接触或吸入尘螨、蟑螂、霉菌、皮毛、花粉等过敏原；而呼吸道感染（肺炎支原体感染、肺炎衣原体感染、合胞病毒感染等）也是诱发小儿哮喘的重要危险因素；此外，药物及食物过敏、过度情绪激动和剧烈运动等因素也可不同程度诱发哮喘。

【临床表现及诊断】

1. 多有婴儿期湿疹等过敏性疾病史，家族哮喘史。有反复发作的病史。发作多与某些诱发因素有关，如气候骤变、受凉受热、接触或进食某些过敏物质等。

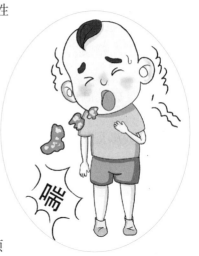

2. 常突然发作，发作之前，多有喷嚏、咳嗽等先兆症状。发作时喘促，气急，哮鸣，咳嗽，甚者不能平卧、烦躁不安、口唇青紫。

3. 查体可见桶状胸、三凹征，发作时两肺闻及哮鸣音，以呼气时显著，呼气延长。支气管哮喘如有继发感染，可闻及中细湿啰音。

4. 辅助检查

（1）血常规　白细胞总数正常，嗜酸性粒细胞可增高；伴肺部细菌感染时，白细胞总数及中性粒细胞均可增高。

（2）肺功能检查　主要用于 5 岁以上小儿。气管激发试验及支气管舒张试验阳性均有助于确诊哮喘。呼气峰流速（PEF）的日间变异率是诊断哮喘和反映其严重程度的重要指标。如日间变异率 > 20%、使用支气管扩张剂后其值增加 20% 可以诊断为哮喘。

（3）胸部 X 线检查　急性期胸部 X 线正常或呈间质性改变，可有肺气肿或肺不张。

（4）过敏原测试　目前常用皮肤点刺试验法和皮内试验法，或血清过敏原测试。血清特异性 IgE 测定也很有价值，血清总 IgE 测定只能反映是否存在特应质。

【并发症及危害】

大多数患儿经治疗可缓解或自行缓解，在正确的治疗和调护下，随年龄的增长，大都可以治愈。但若失于防治，喘息持续，或反复发作，迁延不愈，可延及成年，甚至遗患终身。

【中医治疗】

1. 内治法

哮喘属于顽疾，宜采用多种疗法综合治疗，应坚持长期、规范、个体化的治疗原则，按发作期和缓解期分别施治。发作期当攻邪以治其标，分辨寒热虚实而随证施治，如寒邪应温、热邪应清、痰浊宜涤、表邪宜散、气逆宜降等。若虚实兼见、寒热并存者，治疗时又应兼顾。缓解期当扶正以治其本，以补肺固表，补脾益肾为主，调整脏腑功能，去除生痰之因。本病应重视缓解期的治疗，以图根治。

（1）发作期　患儿表现为气喘咳嗽，喉间哮鸣，痰白清稀，形寒无汗，舌质淡红，苔白，脉浮紧等，辨证属寒性哮喘，治以温肺散寒、涤痰定喘，可选用小青龙汤合三子养亲汤加减；若外寒不甚，寒饮阻肺者，可用射干麻黄汤加减。

若表现为咳嗽喘急，声高息涌，咳痰稠黄，身热咽红，舌红苔黄等，辨证属热性哮喘，治以清肺涤痰、止咳平喘，可选用麻黄杏仁甘草石膏汤合苏葶丸加减；若表证不著，喘息咳嗽，痰鸣，痰色微黄者，可选定喘汤加减。

若表现为喘促哮鸣，恶寒无汗，鼻塞清涕，但咳痰黏稠色黄，尿赤便秘等，辨证属外寒内热，治以散寒清热、降气平喘，可选用大青龙汤加减。

若表现喘促胸闷，咳嗽痰多，喉中痰吼，动则喘甚，神疲纳呆等，辨证属虚实夹杂，治以泻肺平喘、补肾纳气，偏于上盛者可选用苏子降气汤加减；偏于下盛者，可选用射干麻黄汤合都气丸加减。

（2）缓解期　患儿若表现为反复感冒，气短自汗，咳而无力，面白少华，纳差便溏等，辨证属肺脾气虚，治以健脾益气、补肺固表，可选用人参五味子汤合玉屏风散加减。

若表现为咳嗽无力，动则喘促，气短心悸，面色苍白，肢冷脚软，腹胀纳差，大便溏泄，夜尿多，发育迟缓等，辨证属脾肾阳虚，治以健脾温肾、固摄纳气，可选用金匮肾气丸加减。

若表现为干咳少痰，夜间盗汗，形体消瘦，舌质红，苔花剥，脉细数等，辨证属肺肾阴虚，治以补肾敛肺、养阴纳气，可选用麦味地黄丸加减。

当然中医学讲求辨证论治为主，根据不同临床症状、舌脉来辨证处方用药，详情请到医院咨询中医儿科医生。

常备中成药：

三拗片，适用于寒性哮喘；

哮喘宁颗粒，适用于热性哮喘；

小儿宣肺止咳颗粒，适于外寒内热证；

玉屏风口服液，适用于肺脾气虚证。

2. 外治法

（1）穴位贴敷　三伏贴、三九贴连贴三年，适用于哮喘缓解期。

（2）推拿疗法　分推坎宫，推太阳，揉天突，按揉膻中、乳根、乳旁，揉脐，补脾土，清肺经，运八卦，掐四横纹，揉板门，掐精宁，掐五指节，按弦走搓摩，掐、揉、拿双侧承山穴，按揉大椎、定喘、肺俞，分推肩胛骨，拿肩井。随证加减：寒哮加推三关，按揉风池；热喘加清大肠，退下六腑，分推膻中，揉丰隆，推天柱穴，推脊；肾虚喘鸣加补肾经、肺经，摩中脘，揉丹田，按揉足三里，按揉脾俞、肺俞、肾俞。

【食疗方药】

川贝炖雪梨

川贝母 3～5g，雪梨 1 个，冰糖适量，隔水蒸 30 分钟即可。

【预防与调护】

1. 增强体质，在哮喘缓解期应鼓励患儿适当参加体育活动

2. 避免受凉，防止感冒。在气候较冷之时，注意防寒保暖，及时增减衣物，对鼻窦炎、扁桃体炎等慢性病灶加以治疗。

3. 避免接触过敏原，如烟尘、刺激性气体、屋尘螨、花粉等。

4. 生活规律，饮食有节，不宜过饱，勿食辛辣刺激、过甜及生冷油腻之品，有些患儿对部分食物如虾蟹海鲜、鸡蛋、牛奶、芒果、花生等过敏，亦应避免食用引起过敏的食物。

5. 哮喘发作时应保持安静，避免精神紧张而加重病情。室内空气要清新，注意清洁卫生，饮食宜清淡，容易消化，富于营养。

6. 缓解期应注意营养，适当活动及参加医疗体育，练习呼吸操，锻炼腹式呼吸及游泳，以增强体质，减少发作。

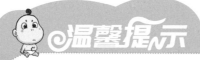

　　哮喘属于顽疾，应坚持长期、规范、个体化的治疗原则，宜采用中西医结合多种疗法综合治疗，发挥各自优势及特点，以增强疗效。哮喘缓解期间，按医嘱规律使用控制哮喘药物，忌症状好转擅自停药。

（戴奕爽）

第六章　脾胃系疾病

一、鹅口疮

鹅口疮是白色念珠菌感染所致的口腔疾病，以患儿口腔及舌上生有白屑或白膜满布，状如鹅口为临床特征，因其色白如雪又称"雪口"。本病一年四季均可发生。

【病因】

本病由白色念珠菌引起。新生儿可在出生时产道感染，或被污染的乳具感染而致病；婴儿常因体质虚弱，营养不良，消化不良，长期使用广谱抗生素或激素，消化道菌群失调，白色念珠菌繁殖，故常在霉菌性肠炎的同时并发鹅口疮。

【临床表现及诊断】

1.多见于新生儿，久病体弱者，或长期使用抗生素或激素患者。

2.舌上、颊内、牙龈或上腭散布白屑，可融合成片。重者可向咽喉处蔓延，影响吸吮与呼吸，偶可累及气管、食管及肠道等。

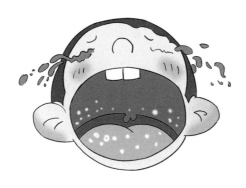

3.白膜涂片，显微镜下见到白色念珠菌孢子和假菌丝即可确诊。

【并发症及危害】

本病轻症预后较好；少数重症患者，白屑蔓延鼻道、咽喉或气管，甚至波及肺，影响呼吸和吮乳，可危及生命。

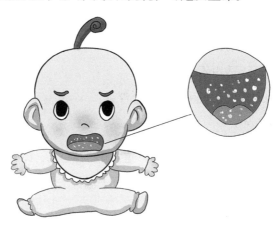

【中医治疗】

1. 内治法

本病以中西医结合内外合治的综合疗法为主，中医治以清热泻火为主要治疗原则。

患儿若表现为口腔舌面满布白屑，面赤唇红，烦躁不宁，吮乳啼哭，大便干结，小便短黄，舌红，苔薄白，脉滑数或指纹紫滞，辨证属心脾积热，治以清心泻脾，可选用清热泻脾散加减。大便干结者，加生大黄通腑泄热；口干喜饮者，加石斛、玉竹养阴清热。

若表现为口舌白屑稀散，周围红晕不著，口干不渴，颧红，手足心热，虚烦不寐，大便干结，舌红少苔，脉细数或指纹淡紫，辨证属虚火上炎，治以滋阴降火，可选用知柏地黄丸加减。食欲不振者，加乌梅、焦三仙健脾开胃；便秘者，加火麻仁润肠通便。

当然中医学讲求辨证论治为主，根据不同临床症状、舌脉来辨证处方用药，详情请到医院咨询中医儿科医生。

常备中成药：

导赤丸，适用于心脾积热证；

知柏地黄丸，适用于虚火上浮证。

2. 外治法

（1）推拿疗法　清天河水，退六腑，揉总筋，揉小天心，推脊。

心脾积热者加清心经、脾经、大肠经，揉板门，捣小天心，摩腹。

虚火上浮者加揉上马，掐揉肾顶，补肾经，擦涌泉，捏脊。

（2）药物外治

①冰硼散、珠黄散、青黛散涂敷患处。用于心脾积热证。

②西瓜霜喷剂、开喉剑气雾剂，每次适量，喷敷患处。用于心脾积热证。

③吴茱萸10g，研为细末，以陈醋适量调成糊状，敷于两足涌泉穴。用于虚火上浮证。

【食疗方药】

1. 鲜藕白蜜汁

鲜藕100g榨汁，调入白蜜20g。频服，不拘时。适用于心脾积热证。（注意：1岁以内幼儿不建议服用含蜂蜜食物。）

2. 荸荠豆浆

荸荠5个去皮，沸水中烫1分钟，捣茸，纱布绞汁备用。豆浆150mL烧沸，兑入荸荠汁，再沸，离火，白糖调味。日1剂，1次服完，可根据患儿年龄调整1次服用量。适用于心脾积热证。

3. 甘蔗白藕

甘蔗500g榨汁；将白藕250g洗净，去节，切碎，用甘蔗汁腌浸半日，绞汁取液。1日分3次服完。适用于虚火上炎证。

【预防与调护】

1. 加强孕期卫生保健，及时治疗阴道霉菌病。注意哺乳卫生，保持口腔清洁，喂奶器具及时煮沸消毒。

2. 提倡母乳喂养，及时添加辅食，宜食新鲜水果蔬菜等富含维生素食品，避免过烫、过硬、辛热炙煿的食物及不必要的口腔擦拭，防止损伤口腔黏膜。

3. 避免长期使用广谱抗生素或肾上腺皮质激素。

4. 及时清洗患儿口腔，用消毒纱布或棉签蘸冷开水清洗口腔，每日 2～3 次。

5. 注意观察口腔黏膜白屑变化，如患儿发生吞咽或呼吸困难，应立即处理。

（戴奕爽）

二、口疮（细菌性口炎、疱疹性口炎）

口疮是小儿较为常见，以口腔黏膜、舌体及齿龈等处出现大小不等淡黄色或灰白色溃疡，局部灼热疼痛，或伴发热、流涎为特征的口腔疾病。若溃疡面积较大，甚至满口糜烂者，称为口糜；若溃疡发生在口唇两侧，称为燕口疮。本病属西医学口炎的范畴，最常见者为细菌感染性口炎及疱疹性口炎。

本病以 2～4 岁的婴幼儿多见，一年四季均可发病，无明显的季节性，临床上既可单独发生，也可伴发于其他疾病如急性感染、腹泻、久病体弱和维生素 B、维生素 C 等缺乏时。预后多良好，少数体质虚弱者，口疮可反复发生，迁延难愈。

【病因】

本病病因包括内因和外因两方面。内因责之于素体积热或阴

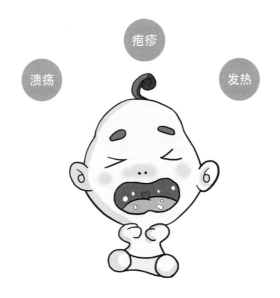

虚火旺；外因主要是感受外邪，风热乘脾；或调护不当，秽毒内侵，心脾积热。病位主要在心、脾、肾，病机关键为心脾肾三经素蕴积热，或阴虚火旺，复感邪毒熏蒸口舌所致。

1. 风热乘脾

外感风热之邪，由口鼻侵入，犯于肺卫，内乘于脾胃。风热夹毒，循经上攻，熏灼口舌齿龈，发为口疮。

2. 心脾积热

调护失宜，喂养不当，嗜食肥甘厚腻，辛辣炙煿，蕴而生热，积于心脾，郁久化火，循经上行，熏蒸口舌齿龈，若口腔不洁或黏膜损伤，秽毒入侵，则可内外合邪，上炎熏灼口舌齿龈，腐蚀肌膜，而致溃烂生疮。

3. 虚火上浮

小儿禀赋不足，素体阴虚，或患热病，或久泻不止，阴液亏耗，水不制火，虚火上炎而发口疮。

常好发于颊黏膜、齿龈、舌、唇内、唇红部及邻近口周皮肤。起病时发热可达 38～40℃，1～2 天后上述各部位口腔黏膜出现单个或成簇的小疱疹，直径约 2mm，周围有红晕，迅速破溃后形成溃疡，有黄白色纤维素性分泌物覆盖，多个溃疡可融合成不规则的大溃疡，有时累及软腭、舌和咽部。由于疼痛剧烈，患儿可表现拒食、流涎、烦躁，常因拒食啼哭才被发现。体温在 3～5 天后恢复正常，病程约 1～2 周。所属淋巴结常肿大和压痛，可持续 2～3 周。辅助检查血常规可见白细胞总数及中性粒细胞偏高或正常。

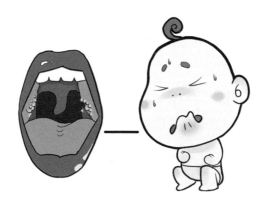

【并发症及危害】

1. 本病一般并发症较少，预后较好。

2. 极少数加重并发鹅口疮等。

【中医治疗】

1.内治法

治疗口疮，中医需要分证而治。不同的证型分别治以疏风散火、清热解毒，清心凉血、泻火解毒，清热解毒、通腑泻火，滋阴降火、引火归原等。

患儿若表现为唇、舌、口颊、上腭、齿龈溃烂，也可先见疱疹，继则破溃形成溃烂，周围焮红，灼热疼痛，流涎拒食，伴发热，咽喉红肿疼痛，小便短赤，大便秘结，舌质红，苔薄黄，脉浮数，指纹浮紫，辨证属风热乘脾，治以疏风散火、清热解毒，可选用银翘散加减。

若表现为疱疹、溃疡以舌面、舌边尖为多，红肿灼热，疼痛明显，进食困难，面赤唇红，心烦尿赤，舌边尖红，苔薄黄，脉细数，指纹紫滞，辨证属心火上炎，治以清心凉血、泻火解毒，可选用泻心导赤散加减。

若表现为唇、口颊、上腭、齿龈溃疡糜烂，色白或黄，溃疡较深，大小不一，有的融合成片，甚则满口糜烂，边缘鲜红，疼痛拒食，口臭流涎，或伴发热，面赤口渴，大便秘结，小便短赤，舌红，苔黄，脉数，指纹紫滞，辨证属脾胃积热，治以清热解毒、通腑泻火，可选用凉膈散加减。

若表现为口腔溃烂点少，表面黄白色，周围色不红或微红，疼痛不甚，反复发作或迁延不愈，神疲颧红，手足心热，口干不渴，舌红少苔或花剥，脉细数，指纹淡紫，辨证属虚火上浮，治以滋阴降火，引火归原，可选用六味地黄丸加肉桂。

当然中医学讲求辨证论治为主，根据不同临床症状、舌脉来辨证处方用药，详情请到医院咨询中医儿科医生。

常备中成药：

小儿豉翘清热颗粒，适用于风热乘脾证；

牛黄解毒片，适用于心火上炎证；

清降片，适用于脾胃积热证；

知柏地黄丸，适用于虚火上浮证。

2. 外治法

（1）推拿疗法

①推天柱骨，揉天突，清胃，清板门。发热加退六腑、水底捞月、揉二扇门。用于风热乘脾证。

②清心平肝，清天河水，清小肠，捣小天心。用于心火上炎证。

③清胃，清板门，退六腑，清大肠，清天河水。用于脾胃积热证。

④补肾，揉二马，分手阴阳，清天河水，推涌泉穴。用于虚火上浮证。

（2）药物外治

①冰硼散、青黛散、西瓜霜、珠黄散取适量涂敷患处。用于实证。

②开喉剑气雾剂，每次适量，喷敷患处。用于心火上炎、脾胃积热证。

③锡类散取适量涂敷患处。用于虚火上浮证。

【食疗方药】

1. 荷叶冬瓜汤

每次用鲜荷叶一块，鲜冬瓜 500g，加水煮汤另加食盐调味，饮汤食冬瓜。

2. 冰糖银耳羹

将银耳 10～12g，加冷开水浸一小时左右，待银耳发胀后再加冷开水及冰糖适量，放蒸锅内蒸熟，一顿或分顿食用，每日 1 次。

【预防与调护】

1. 保持口腔清洁，注意饮食卫生，避免不必要的口腔擦拭，以免损伤口腔黏膜。

2. 保证足够充足的营养，平素多食新鲜蔬菜和水果，保持大便通畅，不宜过食肥甘厚腻之品。

3. 保持口腔外周皮肤干燥卫生。

4. 加强身体锻炼，增强体质，避免感染。

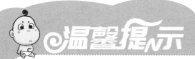

温馨提示

如果孩子患口疮后精神非常差，无法正常饮食，应密切观察病情，及时到正规医院儿科就诊。

（朱丽丽）

三、滞颐（流涎症）

滞颐，是指小儿口中涎液不自觉地从口内流溢出来的一种病证。因涎液常滞渍于颐下而得名，俗称流涎、流口水。西医学称为流涎症。

滞颐多见于3岁以内的婴幼儿，一年四季均可发病。若因出牙而引起流涎过多者，不属病态。本病症状轻，预后良好，但治疗常一时难以取效，且经常流涎，浸渍颐间及胸前，影响美观，并易导致颐部潮红糜烂，应积极治疗。

【病因】

滞颐的病因有食伤因素和正虚因素。

1.食伤因素

小儿脾常不足，运化力弱，特别是婴幼儿，乳食不知自节，进食过量；或过恣肥腻、煎炸之食品，致食积肠胃，脾运失司，或湿热内蕴脾胃，使湿浊上犯，迫津外泄。

2.正虚因素

小儿先天禀赋不足，或后天调护失宜，或久病失养，均能致脾胃虚弱，阳虚不运，不能收摄其津液，而使湿浊上犯，流涎不止。

此外，尚有热病后湿热滞留脾胃，致津液外泄。

【临床表现及诊断】

1.患儿口中涎液不自觉地从口内流溢出。

2.有如下表现：

（1）涎液过多，不自觉地从口内流出，常滞渍于颐下。

（2）排除口疮、鹅口疮、痿证、痴呆等疾病。

【并发症及危害】

影响美观，并易导致颐部潮红糜烂。

【中医治疗】

1.内治法

滞颐皆从脾胃论治。实热者，清热燥湿，泻脾和胃。虚寒者，健脾益气，温中化湿。具体用药时，还可配合药物外治等疗法。

患儿若表现为表现口角流涎，涎液黏稠，颐间红赤，甚则口角赤烂，兼有大便燥结或秽臭，小便短赤，唇红，口臭，舌质红，苔黄腻，指纹紫滞，脉滑数，辨证属脾胃湿热，治以清热燥湿、泻脾和胃，可选用清热泻脾散加减。

若表现为口角流涎，涎液清稀，颐部肌肤湿烂作痒，面黄神倦，形体消瘦，兼见大便稀溏，小便清长，舌质淡，苔白滑，指纹淡红，脉沉缓无力，辨证属脾胃虚寒，治以健脾益气、温中化湿，可选用温脾丹加味。

当然中医学讲求辨证论治为主，根据不同临床症状、舌脉来辨证处方用药，详情请到医院咨询中医儿科医生。

常备中成药：

牛黄清心丸，适用于脾胃湿热证；

理中丸，适用于脾胃虚寒证。

2. 外治法

（1）推拿疗法　推天柱骨 200 次，推补脾土 500 次，推胃经 200 次，按揉颊车 30 次，按揉合谷 50 次。

（2）药物外治

①肉桂散：肉桂 10g，醋适量，调成糊饼状，贴敷两足涌泉穴，每晚睡前敷药，次日晨取下，连敷 3～5 次。用于脾胃虚寒证。

②吴茱萸散：吴茱萸研细末，醋调糊，敷双足涌泉穴，用绷带固定，每日 1 次，每次两小时。不论属寒、属热、属虚、属实均可用。

③贴足心法：天南星为末，水调，贴足心。

【食疗方药】

1. 益智白术散

益智仁 30g，土炒白术 40g，碾细过箩，与面粉 400g，食盐 10g，炒芝麻 10g 一起，用适量水和面，焙焦饼 40 个。1～2 岁每次半个；3～4 岁每次 1 个。日服 2 次，用前放火上烤焦后再食。用于脾胃虚寒之滞颐。

2. 其他

（1）鲜萝卜数个，洗净捣烂绞汁，涂口内二颐及舌，每日

3～4次，连续5～10天。用于脾胃积热证。

（2）鲜石榴，去皮捣烂，加少量水，挤出石榴汁，取汁如上法涂口内。用于脾胃积热证。

【预防与调护】

1. 注意饮食卫生，勿暴饮暴食，防止损伤脾胃。

2. 勿常吻、捏其腮部，以免刺激涎液分泌。

3. 勤换兜布，用柔软纱布揩拭涎水。

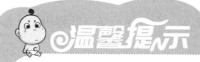

温馨提示

如果孩子流涎严重，精神差，影响日常生活，应密切观察病情，及时到正规医院儿科就诊。

（朱丽丽）

四、呕吐（消化功能紊乱）

呕吐是因胃失和降，气逆于上，胃中乳食上逆经口而出的一种病证。古人将有声有物谓之呕，有物无声谓之吐，有声无物谓之哕。因呕与吐常同时出现，故多称呕吐。

本病发生无年龄及季节限制，但临床以婴幼儿多见，好发于夏秋季节。本病经积极治疗，一般预后良好；但若呕吐严重则可致津液耗伤，日久可致脾胃虚损，气血化源不足而影响生长发育。

呕吐可见于西医学多种疾病过程中，如消化功能紊乱、急慢性胃肠炎、胰腺炎、肠梗阻、先天性肥厚性幽门狭窄及肠套叠等。在此主要讨论消化功能紊乱所致呕吐；由其他原因所致者，应详查病因，明确诊断，积极治疗原发病，以免贻误病情。

【病因】

小儿呕吐的病因有外邪犯胃、乳食积滞、胃中积热、脾胃虚寒、肝气犯胃等，病变部位主要在胃，亦与肝脾相关。基本病机为胃失和降，气逆于上。

1. 外邪犯胃

小儿脏腑娇嫩，肌肤薄弱，若调护失宜，寒邪乘虚而入，客于胃肠，扰动气机，胃失和降，胃气上逆则作呕。

2. 乳食积滞

小儿乳食不知自节，若喂养不当，乳食过多，或进食过急，或恣食肥甘厚味、生冷难化食物，使乳食停留，蓄积中焦，脾胃失健，气机升降失调，胃气上逆则生呕吐。

3. 胃中积热

胃为阳土，性喜清凉，如乳母喜食辛辣炙煿之品，乳汁蕴热，儿食母乳，致热积于胃；或小儿过食辛热、膏粱厚味，或乳食积滞化热，热积胃中；或感受暑热、湿热之邪，邪热蕴结。热积胃中，胃热气逆而呕吐。

4. 脾胃虚寒

先天禀赋不足，脾胃素虚，中阳不振；或乳母平时喜食寒凉生冷之品，乳汁寒薄，儿食其乳，脾胃受寒；或小儿恣食生冷瓜果，寒积于胃；或患病后寒凉克伐太过，损伤脾胃，皆可致脾胃虚寒，中阳不运，胃气失于和降而呕吐。

5. 肝气犯胃

较大小儿情志失和，如环境不适、所欲不遂，或被打骂，均可致情志怫郁，肝气不舒，横逆犯胃，气机上逆而呕吐。

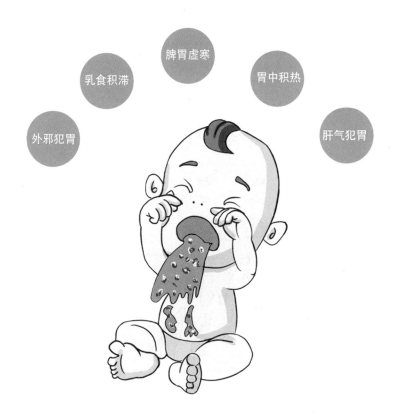

【临床表现及诊断】

1.患儿有乳食不节、饮食不洁、情志不畅、外邪犯胃等病史。有如下表现：

（1）乳食等从胃中上涌，经口而出。

（2）有嗳腐食臭、恶心纳呆、胃脘胀闷等症。

（3）重症呕吐者，可出现饮食难进，形体消瘦，神萎烦渴，皮肤干瘪，囟门及目眶下陷，啼哭无泪，口唇干红，呼吸深长，甚至尿少或无尿，神昏抽搐等。

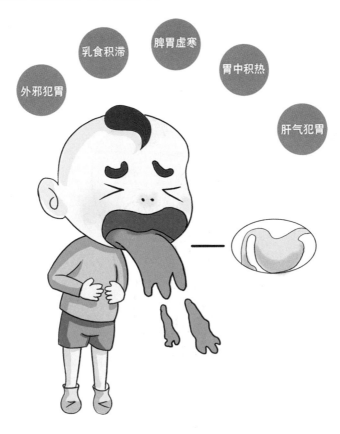

小儿常见病
中医药防治手册

【并发症及危害】

小儿呕吐，可见于多种疾病，要注意排除各种急腹症、颅脑疾病、感染性疾病、药物与食物中毒等，需结合病史、临床症状、腹部体征、实验室检查等明确诊断。

【中医治疗】

1. 内治法

呕吐治以和胃降逆为主要法则，同时应辨明病因，审因论治以治本。

不同的证型分别治以疏风散火、清热解毒，清心凉血、泻火解毒，清热解毒、通腑泻火，滋阴降火、引火归原等。

患儿若表现为起病急，突发呕吐，吐物清冷，胃脘不适或疼痛，伴发热恶寒，鼻塞流涕，全身不适，舌淡红，苔白，脉浮紧，指纹红，辨证属寒邪犯胃，治以疏风散寒、化湿和中，可选用藿香正气散加减。

若表现为呕吐酸臭乳块或不消化食物，不思乳食，口气臭秽，脘腹胀满，吐后觉舒，大便秘结或泄下酸臭，舌质红，苔厚腻，脉滑数有力，指纹紫滞，辨证属乳食积滞，治以消乳化食、和胃降逆，伤乳可选用消乳丸加减，伤食用保和丸加减。

若表现为食入即吐，呕吐频繁，呕秽声宏，吐物酸臭，口渴多饮，面赤唇红，烦躁少寐，舌红苔黄，脉滑数，指纹紫滞，辨证属胃热气逆，治以清热泻火、和胃降逆，可选用黄连温胆汤加减。

若表现为呕吐酸苦，或嗳气频频，每因情志刺激加重，胸胁胀痛，精神郁闷，易怒易哭，舌边红，苔薄腻，脉弦，指纹紫，辨证属肝气犯胃，治以疏肝理气、和胃降逆，可选用解肝煎加减。

若表现为食后良久方吐，或朝食暮吐，暮食朝吐，吐物多为清稀痰水或不消化乳食残渣，伴面色苍白，精神疲倦，四肢欠温，食少不化，腹痛便溏，舌淡苔白，脉迟缓无力，指纹淡，辨证属脾胃虚寒，治以温中散寒、和胃降逆，可选用丁萸理中汤加减。

当然中医学讲求辨证论治为主，根据不同临床症状、舌脉来辨证处方用药，详情请到医院咨询中医儿科医生。

常备中成药：

玉枢丹，适用于外感呕吐；

藿香正气水，适用于暑湿呕吐；

香砂养胃丸，适用于脾胃虚寒证。

2.外治法

（1）推拿疗法

①掐合谷，泻大肠，分阴阳，清补脾经，清胃，揉板门，清天河水，运内八卦，平肝，按揉足三里。用于乳食积滞证。

②清脾胃，清大肠，掐合谷，退六腑，运内八卦，清天河水，平肝，分阴阳。用于胃热气逆证。

③补脾经，揉外劳宫，推三关，揉中脘，分阴阳，运内八卦。用于脾胃虚寒证。

（2）药物外治

①鲜地龙数条，捣烂敷双足心，用布包扎，1日1次。用于

胃热气逆证。

②大蒜 5 个，吴茱萸（研末）10g。外敷双足心。1 日 1 次。用于脾胃虚寒证。

③鲜生姜，切成厚 0.1～0.3cm，直径 1cm 的姜片。以胶布固定于双侧太渊穴上，压于桡动脉处。5 分钟后让病人口服用药。可预防服药呕吐及晕车晕船呕吐。

④敷足法：绿豆粉调鸡蛋白，敷两足心。

【食疗方药】

1. 食滞伤胃

因食滞伤胃而呕吐的小儿应吃一些消食化滞的饮食。如山楂、乌梅煮水；带壳或不带壳的谷（小米）、稻（大米）、麦，炒焦黄后食用。下面一些小食疗方可供此类小儿服用。

（1）山楂 100g，白糖 25g。将山楂洗净去核，切碎，浓煎成汁，兑入白糖搅拌均匀。每服 50mL，1 日 3 次，连服 3 日。

（2）萝卜 1 个。将萝卜洗净，切成碎块，捣烂，榨汁，隔水炖熟。每次 15mL，每日数次。

（3）鸡内金两个，面粉 100g，盐、芝麻适量。将鸡内金洗净，晒干后用小火焙干，研成细末，与面粉、芝麻、精盐一起和面，擀成薄饼，置烤箱烤熟。每次 2 只，1 日 1 次，连服 3 日。

2. 脾胃虚寒

脾胃虚寒呕吐，应忌食寒凉及油腻食物，可服生姜红糖水，或口服姜汁或生姜片等，并应注意保暖，避免受凉。婴儿尽量母乳喂养，小儿应多食健脾的食品，如：粳米、薏苡仁、山药、扁豆、莲子、大枣，既能健脾益气，又能和胃。

以下食疗方能帮助小儿健脾：

（1）小米锅巴研成细末适量，红糖适量冲水。每次服 10g，红糖水送下，1 日 1 次，连服 7 日。

（2）桂皮 5g，山楂 20g，红糖 20g。先将山楂洗净，去核，然后与桂皮、红糖一起慢火煎煮，去渣取汁。每次服 15mL（热饮为宜），1 日 3 次，7 天为 1 个疗程。

（3）粳米 50g，砂仁 1g，胡椒 20 粒，精盐少许。将砂仁、胡椒研磨用布包扎，先煮粳米沸后再放入砂仁与胡椒，待粥烂后去胡椒、砂仁。每日 1 次，晨起空腹食之，连服 20 日。

（4）白扁豆 20g，芡实 20g，莲肉 20g，山药 20g，共研成细粉，加入白糖，做成饼，经常服。

3. 胃阴不足

胃阴不足的小儿适合多食一些具有养阴生津的食物。如小米、麦粉及各种杂粮制品；大豆、豇豆等制品。牛奶、鸡蛋、瘦肉、鱼肉这些食物含蛋白质高，各种微量元素多，而脂肪含量少，营养丰富而不生内热。水果、蔬菜应多吃，特别是苹果、甘蔗、香蕉、葡萄、山楂、乌梅、西瓜等维生素种类多的果类，可以选用以下食疗方：

（1）生姜 50g，竹茹 50g。将生姜切成薄片，与竹茹同置锅中，加水 1000mL，慢火煎，去渣取汁。每服 30mL，1 日 3 次，连服 3 日。

（2）野菊花 30g。急火煎汤，去渣取汁，加适量白糖。以汤代茶饮，1 日数次，连服 3 日。

（3）瘦肉炒苦瓜。每日 1 次，佐餐食之。

（4）黄瓜、胡萝卜各1根，大白菜叶2片。共切丝，调成凉拌菜。每日1次，佐餐食之。

【预防与调护】

1.哺乳时不宜过急，以防空气吞入；哺乳后，将小儿竖抱，轻拍背部，使吸入的空气排出，然后再让其平卧。

2.喂养小儿时，乳母食物宜清淡而富有营养，不进辛辣炙煿和有腥臊膻臭异味的食物、饮料等。

3.饮食清洁卫生，不吃腐败变质食品，不恣食生冷。防止食物及药物中毒。

4.专人护理，安静休息，消除恐惧心理，抱患儿取坐位，头向前倾，用手托扶前额，使呕吐物吐出畅通，不呛入气管。

5.呕吐较轻者，可进少量易消化流质或半流质食物，较重者应暂禁食，用生姜汁少许滴入口中，再用米汁内服。必要时补液。

6.服用中药时要少量多次频服。药液冷热适中。热性呕吐者药液宜冷服；寒性呕吐者药液宜热服，避免病邪与药物格拒加重呕吐。

温馨提示

如果孩子呕吐剧烈，精神非常差，影响日常生活，应密切观察病情，及时到正规医院儿科就诊。

（朱丽丽）

五、胃痛（急慢性胃炎）

胃痛又称胃脘痛，以胃脘部疼痛为主要症状，常伴胀满、泛酸、恶心呕吐等症。多由饮食不节所致，较大小儿可与情志失调有关。较小患儿常定位不准确，显示不典型的脐周痛。

胃痛是临床上常见的一种病证，西医学的急慢性胃炎、胃及十二指肠溃疡、胃结石症、胃黏膜脱垂、胃痉挛、胃神经官能症、十二指肠炎，以及部分胆道虫症、胰腺炎等疾病出现上腹胃脘部疼痛者，均属于中医学胃痛范畴。

本病在儿科发病率不高，但近年来有上升趋势。一年四季均可发病，多见于学龄小儿。较小患儿不能自诉症状，较大小儿虽能诉说疼痛，但往往不能正确表达疼痛部位，常易与腹痛相混淆。近年来，随着诊断技术的提高，小儿胃镜的应用，小儿胃痛鉴别诊断水平不断提高。

【病因】

1. 与季节和气候变化有关

小儿寒温不知自调，如果衣被单薄，常易感受风寒，内客于胃，致胃凉暴痛。夏秋季节，暑湿内犯脾胃，灼扰胃腑，引起脘闷灼痛。

2. 与饮食不当有关

小儿脾常不足，饮食常不知自节，或过食生冷，寒积胃中；或过食肥甘辛辣油炸之品，灼扰胃腑；或暴饮暴食，损伤脾胃，致食滞不化，停滞胃脘。

3.与先、后天调护有关

小儿先天禀赋不足，或后天喂养不当，致脾胃虚弱；或久病不愈，延及脾胃；或用药不当，损伤脾胃，进而脾胃虚寒，使胃络失于温养，致胃凉隐痛。若素体阴虚火旺，或肝郁化火生热，耗伤胃阴，脉络失其濡养，可致胃脘部隐隐灼痛。

4.与情绪受刺激有关

小儿肝常有余，容易影响脾胃，且小儿易受惊吓，若暴受惊恐，气机阻滞，可引起胃脘胀痛。

【临床表现及诊断】

1.以胃脘部疼痛为主症。

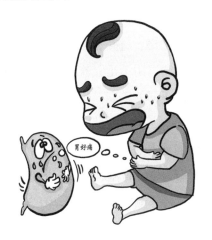

2.常伴胃脘痞闷或胀满、嗳气、泛酸、嘈杂、恶心呕吐等症。

3.发病常与饮食不节、情志不畅、劳累受寒等有关。

4.辅助检查：胃镜检查可确诊。胃电图或B超不能作为诊断依据。

【并发症及危害】

1.急慢性胃炎引起的胃痛可并发流涎、反酸、嗳气、恶心、呕吐。

2.胃及十二指肠溃疡引起的胃痛可并发呕血、便血和胃及十二指肠穿孔。

3.急性胃痛可并发胃穿孔或急性上消化道出血。

【中医治疗】

1.内治法

治疗胃痛当以理气和胃为基本法则。邪盛者应以祛邪为急，有消食和中、活血化瘀、疏肝和胃等法；虚证当以补虚为先，脾胃虚寒当温中健脾，胃阴不足宜养阴益胃等。若虚实夹杂，当以扶正祛邪，并根据正邪的盛衰，或以扶正为主兼以祛邪，或祛邪为主兼以扶正。

若患儿在胃痛前有感受风寒或过食生冷等病史，发病迅速，疼痛剧烈，以绞痛为主，得温则痛减，遇寒则痛甚，全身症状显示寒证征象，辨证为寒凝气滞型胃痛，治法应温胃散寒、行气止痛，可选方良附丸加味。

若患儿起病前常有饮食不节或暴饮暴食史，胃脘胀满疼痛，嗳腐吞酸，呕吐不消化物，吐后痛减为主，辨证为饮食积滞型胃痛，治法应消导行滞、和胃止痛，可选方保和丸加减。

若患儿胃脘胀满，痛连两胁，每因情志受刺激而出现疼痛，辨证为肝郁气滞型胃痛，治法应疏肝理气、和胃止痛，可选方柴胡疏肝散加减。

若患儿胃痛反复发作，痛如针刺或刀割，痛处固定，痛时持久为主，辨证为瘀血阻络型胃痛，治法应化瘀通络、理气和胃，可选方活络效灵丹合失笑散加减。

若患儿痛势急迫，胃脘部灼热拒按，嘈杂，口干口苦，辨证为湿热中阻型胃痛，治法应清热化湿、理气和胃，可选方清中汤加减。

若患儿病程较长，胃痛隐隐，喜暖喜按，全身显现虚寒证之象为特征，辨证为脾胃虚寒型胃痛，治法应温中健脾，可选方黄芪建中汤合理中汤加减。

若患儿病程较长，或长期使用温燥药物，胃脘隐隐灼痛，口燥咽干、舌红苔少为特征，辨证为脾胃阴虚型胃痛，治法应养阴益胃，可选方益胃汤加减。

当然中医学讲求辨证论治为主，根据不同临床症状、舌脉来辨证处方用药，详情请到医院咨询中医儿科医生。

常备中成药：

良附丸，适用于寒凝气滞证；

枳实导滞丸，适用于饮食积滞证；

气滞胃痛冲剂，适用于肝郁气滞证；

元胡止痛片，适用于瘀血阻络证；

香砂养胃丸，适用于气滞湿阻证；

藿香正气液，适用于暑湿困阻证；

三七粉、云南白药，适用于急性吐血。

2. 外治法

（1）推拿疗法　推脾土，推大肠，揉板门，点揉中脘、气海、神阙、天枢、肝俞、脾俞、胃俞，按揉足三里。

（2）耳穴疗法　选用耳胃、脾、交感、神门、皮质下。每次选用 3 ～ 5 穴。用王不留行籽置于胶布中，贴压耳穴，并轻轻按压，1 日 3 ～ 5 次，每周换贴 2 ～ 3 次。

3. 药物外治

（1）食盐适量炒热，敷熨胃痛部位。用于治疗寒凝气滞型胃痛。

（2）连须葱头 30g，生姜 15g，共捣烂，炒热，布包，乘热敷胃部，适用于寒凝气滞型和脾胃虚寒型胃痛。

【食疗方药】

1. 白萝卜 500g，蜂蜜 150g。将萝卜切丁，放于沸水中煮熟捞出，晾晒半日，再放锅内加蜂蜜用小火煮沸，调匀，冷却后装瓶，每日服 3 汤匙。

2. 莲子、糯米各 50g，红糖 15g。莲子用开水泡胀，剥皮去心，放入锅中加水煮 30 分钟后加粳米及米仁煮沸，小火炖至烂，放红糖后食用。

3. 炒麦芽 15g，白术 10g，用 1000mL 水煮 20 分钟，煮出来的水放入粳米 150g，煮半个小时就可以食用。

【预防与调护】

1. 饮食有节，防止暴饮暴食，或饮食过量；饮食要定时，避免过饥过饱。

2.培养良好的饮食习惯，克服偏食，食品温度适中，勿食生冷食品，不过食油炸煎炒、辛辣甜润之品。

3.保持精神愉快，尽量避免烦恼忧虑，注意劳逸结合。

4.改善居住环境，注意饮食卫生。

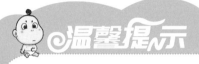

　　1.发病时，忌油腻、腥味、生冷、粗硬之食物，饮食清淡易消化，并以少量多餐为主。

　　2.病情较重者，应卧床休息，防止一切精神刺激，并注意保暖，避免受寒着凉。

　　3.对于合并呕血或便血者，应随时注意出血量的多少及颜色。密切观察病情，及时到正规医院儿科就诊。

（张　瑜）

六、腹痛（功能性腹痛）

　　腹痛指胃脘以下、脐之两旁及耻骨以上部位的疼痛。其中发生在胃脘以下，脐部以上部位的疼痛称为大腹痛；发生在脐周部位的疼痛，称为脐腹痛；发生在小腹两侧或一侧部位的疼痛，称为少腹痛；发生在下腹部正中部位的疼痛，称为小腹痛。

腹痛为小儿常见的临床证候，见于任何年龄与季节。许多疾病均可引起腹痛，因婴幼儿不能诉说或表述不清，故小婴儿腹痛常表现为啼哭，因此必须详细检查，以免贻误病情。大多数急诊腹痛可以自然缓解，约有10%属局部器质性病变，为外科急腹症，本节主要讨论功能性腹痛。

【病因】

1. 腹部受寒

小儿脏腑娇嫩，形气未充，且寒温不知自调，若因衣被单薄，腹部受寒，或过食生冷寒凉之品等，均可引起腹痛。

2. 饮食不当

小儿脾常不足，易为乳食所伤，加之乳食不知自制，若喂养不当，乳哺不节，或暴饮暴食，或过食不易消化之物，或恣食肥甘、辛热之品，均可导致腹痛。

3. 先、后天调护不当

小儿先天禀赋不足，或后天稚阳未充，若素体阳虚，或过用寒凉攻伐之品，损伤脾胃，或病后体质虚弱，脾阳不振，均可出现腹痛。

4. 腹部瘀血

因跌打损伤，或术后腹内经脉损伤，瘀血内留；或久病不愈，瘀阻脉络，均可造成腹痛。

【临床表现及诊断】

1.腹痛多表现在胃脘部以下、脐周部位、小腹两侧或一侧部位、下腹部正中部位疼痛。

2.腹痛时作时止、时轻时重，常有反复发作、发作后自行缓解的特点。

3.疼痛的性质可有隐痛、钝痛、胀痛、刺痛、掣痛。

4.伴随腹痛出现的症状不多，可有啼哭不宁、腹胀等。

5.辅助检查：血、尿、便检查、腹部 X 线检查、超声波检查等有助于临床诊断及鉴别诊断。

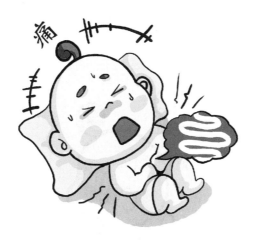

【并发症与危害】

1.小儿功能性腹痛可能引起腹胀、呕吐、泄泻等。

2.可能会影响小儿生活和学习。

3.病情反复发作，持续时间过长可能会影响小儿的心理健康，出现焦虑、抑郁等。

【中医治疗】

1. 内治法

患儿有外感寒邪或饮食生冷病史。发作时，腹部疼痛，拘急疼痛，得温则舒，遇寒痛甚，痛处喜暖，面色苍白，痛甚者额冷汗出，唇色紫暗，肢冷不温，或兼吐泻，小便清长。辨证属于腹部中寒型腹痛，治以温中散寒、理气止痛，可选用养脏汤加减。

患儿有伤乳伤食病史。发作时，脘腹胀满，按之痛甚，嗳腐吞酸，不思乳食，矢气频作或腹痛欲泻，泻后痛减，或有呕吐，吐物酸馊，矢气频作，大便秽臭，夜卧不安，时时啼哭。辨证属于乳食积滞型腹痛，治以消食导滞、行气止痛，可选用保和丸加减。

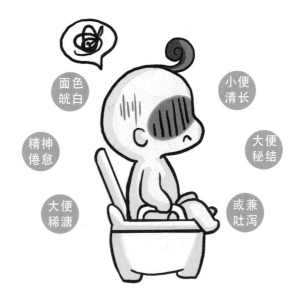

患儿素体热盛，或恣食辛辣肥甘。发作时，腹痛胀满，疼痛拒按，大便秘结，烦躁口渴，手足心热，口唇舌红。辨证属于胃肠结热型腹痛，治以通腑泄热、行气止痛，可选用大承气汤加减。

患儿素体阳虚，或过用寒凉攻伐之品，或病后体质虚弱。发作时，腹痛绵绵，时作时止，痛处喜按，得温则舒，面色㿠白，精神倦怠，手足清冷，纳食减少，或食后作胀，大便稀溏。辨证属于脾胃虚寒型腹痛，治以温中理脾、缓急止痛，可选用小建中汤合理中丸加减。

患儿有跌打损伤史，或术后腹内经脉损伤，或久病不愈。发作时，腹痛经久不愈，痛有定处，痛如针刺，或腹部积块拒按，肚腹硬胀，青筋显露。辨证属于气滞血瘀型腹痛，治以活血化瘀、行气止痛，可选用血府逐瘀汤加减。

当然中医学讲求辨证论治为主，根据不同临床症状、舌脉来辨证处方用药，详情请到医院咨询中医儿科医生。

常备中药成药：

藿香正气液，适用于腹部中寒型腹痛；

大山楂丸，适用于乳食积滞型腹痛；

理中丸，适用于脾胃虚寒型腹痛；

元胡止痛片，适用于气滞血瘀型腹痛。

2.外治法

（1）推拿疗法　揉一窝风，揉外劳宫，顺运八卦，补脾经，清胃经，清大肠，推四横纹，推三关，退六腑，分腹阴阳，摩腹，揉天枢，拿肚角等。

（2）耳穴疗法　选用耳穴胃、脾、肝、胆。实证加三焦、大肠。便秘加直肠。用生王不留行籽置于胶布中，贴压耳穴，并轻轻按压，1日3～5次，每周换贴2～3次。多用于慢性腹痛。

（3）药物外治　寒证腹痛根据病情选取胃脘部、神阙、天枢、足三里、气海、脾俞、胃俞等穴位随证加减，用艾条熏灸，每日1次，每次10～15分钟。食积腹痛以鸡内金、厚朴、苍术、麦芽、山楂、丁香、砂仁等为基本处方，粉碎研磨后加姜汁或料酒调匀放在专用贴敷膜上；选取神阙、天枢、中脘等穴，穴位局部常规消毒后，取药贴于相应穴位上，2～5小时取下即可。热证腹痛以大黄、厚朴、枳实、陈皮等为基本处方，粉碎研磨后加料酒调匀放在专用贴敷膜上；选取神阙、天枢、中脘等穴，穴位局部常规消毒后，取药贴于相应穴位上，2～5小时取下即可。

【食疗方药】

1. 选用红枣，去核洗净、切开，与粳米同煮至黏稠。出锅前加少许生姜丝，温服，可根据口味适量加入红糖。

2. 生姜丝少许，苏叶3g，葱白1段，加红糖煮水，代茶饮，温服。

3. 取扁豆、山药适量，洗净，山药切块，加粳米，以文火煮至黏稠，食用时加少许红糖，温服。

4. 砂仁或砂仁粉3～5g，生姜切片，选3～5片，与粳米同煮至黏稠。可根据口味用香葱、油盐或红糖调味，温服。

【预防与调护】

1.注意个人卫生，勤洗手。

2.注意饮食卫生，避免多食生冷刺激性食物，避免进食霉变腐败食物，养成良好规律的饮食习惯。

3.注意气候变化，防止感受外邪，避免腹部受凉。

4.腹痛期间，根据病因，给予相应饮食调护。

5.虚性寒性腹痛者应温服或热服药液；呕吐者，药液要少量多次分服。

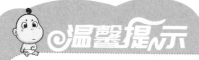

1.腹痛时避免随便服用止痛药，以免掩盖病情。

2.小儿出现剧烈腹痛或持续性腹痛，伴发热、呕吐、腹泻等，应及时前往医院诊治。

（张 瑜 刘 毅）

七、腹胀（急慢性胃炎、小肠吸收不良综合征）

腹胀是指以脘腹部胀满，按之濡软，触之无形为特征的病证。既可单独出现，也可继发于多种疾病过程中。腹胀是一种临床症状，在正常情况下，2岁以上小儿与成人一样，除胃与结肠外，小肠内均无气体，新生儿小肠内正常均应充气，无积气则多为病理现象。特别是饱食后全腹膨胀，常高出剑突，饥饿时则腹部空瘪，如果持续膨胀不瘪，并有张力则可认为是腹胀。

腹胀可见于任何年龄，一年四季均可发生。一般功能性腹胀预后良好，器质性病变、感染中毒性疾病、急腹症等病中发生的腹胀，全身情况严重，若得不到及时恰当的治疗，则预后较差。

西医学认为，腹胀是临床常见的一种消化道症状，可见于多种疾病过程中。如急慢性胃炎、胃黏膜脱垂、消化性溃疡、小肠吸收不良综合征、结肠炎、中毒性肠麻痹、肠梗阻、肠套叠、胆囊炎、胆石症、急慢性肝炎、肝硬化早期等疾病均可引起腹胀。

【病因】

1. 季节气候因素

六淫之邪皆可侵袭脾胃肠腑，影响运化传输，气机郁滞而致腹胀，其中以寒、湿、热邪伤儿尤甚，特别是夏秋之交，湿热交蒸之时更易罹患。

2. 饮食不当

小儿脾常不足，乳食不知自节，若喂养不当，乳食无度，过食生冷肥甘及难以消化食物，均可导致腹胀。此外，也有因饮食不洁，误食被污染的食物而致蛔虫盘踞于肠道，扰动胃肠，阻碍气机运行而腹胀。

3. 受不良情绪刺激

小儿肝常有余，易木亢侮土，且小儿神气未充，易受惊吓。若情志违和，暴受惊恐，或被责骂，或思虑伤脾，均可引起腹胀。

4. 先、后天调养不当

先天禀赋不足，如早产儿、双胞胎，或先天肠道畸形的小儿，或久病体弱，如久泻等病，后天失养，或药物攻伐脾胃等，均可形成腹胀。

【临床表现及诊断】

1. 有乳食不节、感受外邪、情志不和、虫结胃肠等病史。

2. 腹部外形胀大而触之无积聚、痞块，或虽自感胀满而腹部不大，腹诊无异常，可伴有腹痛、肠鸣、矢气、大便不调等胃肠道症状。

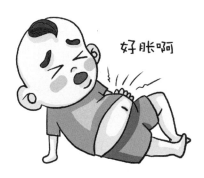

好胀啊

3. 起病可急可缓，或轻或重，依据脾胃的寒热虚实之不同，而有相应的证候和体征。

4. 辅助检查：腹部平片应作为气腹诊断的首选检查项目。消化道钡餐造影对诊断先天性肥厚性幽门狭窄及十二指肠梗阻有很大帮助。腹部 CT 对因腹部肿物或肿瘤引起的腹胀有时具有诊断意义。腹部 B 超也是常规检查项目之一。

1. 视原发病因不同而不同。可并发出现恶心、呕吐、肠鸣音
亢进、便秘等。

2. 病程较长者，延误治疗者，可并发脱水、电解质紊乱、体
重下降等。

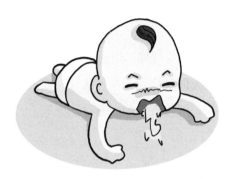

【中医治疗】

1. 内治法

夏秋季见患儿脘痞腹胀，头昏身重，胸闷不饥，身热不扬，
汗出不解，口渴不欲饮，大便秽臭或便溏不爽，小便短少，舌质
红，苔厚腻或白或黄。辨证属于湿热腹胀，治以清热利湿、行气
导滞，可选用三仁汤加减。

患儿起病前有伤乳或伤食史，症见脘腹胀满，痞硬拒按，嗳
腐吞酸，呕恶不食，腹痛肠鸣，或痛则欲泻，泻后痛减，大便酸
臭或秘结，夜卧不安，手足心热，舌质淡，苔白厚或白腻。辨证
属于食积腹胀，治以消食导滞、调和脾胃，伤乳者可选用消乳丸

加减，伤食者可选用保和丸加减。

感染寄生虫后，患儿出现腹部胀满，多伴有脐周阵发性疼痛，时作时止，痛止如常人，或食少消瘦，神疲乏或烦躁不安，面色萎黄或苍白，或嗜食异物，大便有虫，舌淡苔薄白或花剥。辨证属于虫积腹胀，治以驱蛔导滞、调理脾胃，可选用乌梅丸加减。

经常情志不畅的年长患儿，出现精神抑郁，腹胀嗳气，胸闷胁痛，不思饮食，或腹部攻撑作痛，部位不定，可牵引腰及少腹，气聚胀而见形，气散胀而无迹，舌淡红苔薄白。辨证属于气结腹胀，治以疏肝解郁、导滞消胀，可选用逍遥散加减。

患儿病程较久，因先天禀赋不足，或后天失调，出现腹部胀满，不思饮食，食则腹胀，腹满喜按，或伴消瘦，困倦乏力，面色萎黄，大便溏薄，唇舌淡白，苔白。辨证属于脾虚腹胀，治以益气健脾，佐以消导，可选用香砂六君子汤加减。

患儿脾胃素虚，中阳不足者，因过食生冷，感受风寒，或苦寒药物攻伐太过，出现腹胀脘闷，腹满时减，复而如故，得热则舒，精神困倦，怯寒懒动，面白肢冷，或呕吐下利，小便清长，口不渴，舌淡苔白。辨证属于脏寒腹胀，治以温中散寒、行气消胀，可选用厚朴温中汤加味。

患儿素体阴亏或大病久病、攻伐太过，出现腹部胀满，饥不欲食，大便干结难解，面部潮红，口干舌燥，五心烦热，体瘦乏力，舌红少苔少津。辨证属于津亏腹胀，治以滋阴润肠、健脾消胀，可选用益胃汤加减。

当然中医学讲求辨证论治为主，根据不同临床症状、舌脉来辨证处方用药，详情请到医院咨询中医儿科医生。

常备中药成药：

甘露消毒丸，适用于湿热腹胀；

保和丸，适用于食积腹胀；

木香槟榔丸，适用于食积腹胀；

四磨汤口服液，适用于气结腹胀；

香砂六君子丸，适用于脾虚腹胀；

附子理中丸，适用于脏寒腹胀。

2. 外治法

（1）推拿治疗 推脾土，掐揉四横纹，揉板门，按摩足三里，按摩内关与涌泉穴，两手搓热，顺时针方向轻轻揉腹，捏脊。

（2）耳穴疗法 选用脾、胃、大肠点。每次选一侧的 1～2 个穴位，埋针 1 周，到期换另一侧。

（3）药物外治

①药袋疗法：芒硝 60～120g，将上药装在纱布袋内，布袋两边缝上绷带，上面缝上与布袋同样大小的塑料薄膜，再将布袋的另一面对患儿肚脐，将绷带围腰扎好。6～12 小时换药 1 次。

②酒糟 100g，入锅内炒热，分 2 次装袋，交替置于腹部热熨，1 日 1 次，每次 2～3 小时。

【食疗方药】

1. 参苓山药粥

组成：太子参、茯苓、山药、大枣各 15g，粳米 50g，煮粥服。用于脾胃虚弱，中气不足之腹胀。

2.参苓杞子粥

北沙参、山药、玉竹、枸杞子各 15g，粳米 50g，煮粥服。用于阴津亏虚腹胀。

【预防与调护】

1. 及时增减衣物，避免居住环境潮湿，防止感受外邪。

2. 注意食品卫生，保持饮食的清洁，饭前便后宜洗手，食具要消毒，食物宜易消化而营养丰富，勿恣进食肥甘厚味及辛辣生冷之品。喂乳食宜适量，勿暴饮暴食。

3. 避免精神刺激，保持小儿身心愉快，以免气机内郁而产生腹胀。

4. 注意腹部、双足保暖。

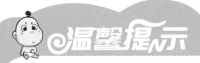

温馨提示

1. 对腹胀小儿宜控制饮食，忌食肥甘厚味。如虫积腹胀者，忌用甜食，适当给酸味食物；虚寒胀宜甘温食品。

2. 严重腹胀者，可暂禁食，口服补液或静脉补充营养。

3. 明显腹胀者宜卧床观察，随时检查腹部体征，并进行必要的辅助检查，以便及早明确诊断，及时处理。

（张 瑜）

八、厌食（小儿厌食症）

厌食是以较长时期厌恶进食、食量减少为特征的一种小儿常见病证。本病可发生于任何季节，但夏季暑湿当令之时，可使症状加重。各年龄小儿均可发病，以1～6岁多见。城市小儿发病率较高。患儿除食欲不振外，一般无其他明显不适，预后良好，但长期不愈者，可使抗病能力低下，而易患他病，甚至影响生长发育，转为疳证。

【病因】

1. 全身性疾病的影响

许多急慢性感染性疾病都有厌食的表现，其中消化道疾病尤为明显，如急慢性肠炎、急慢性肝炎、长期便秘等影响消化道功能，可引起厌食。某些内分泌疾病如甲状腺功能低下、肾上腺皮质激素相对不足也可表现厌食。

2. 药物影响

许多药物尤其是抗生素容易引起恶心、呕吐、腹泻、厌食，如红霉素、氯霉素、磺胺类药物等引起肠道菌群失调导致腹泻、厌食。维生素A或维生素D中毒也可引起厌食。

3. 微量元素缺乏

锌缺乏常表现有厌食。

4. 气候影响

夏天气温高、湿度大，可影响胃肠神经调节功能，减少消化液分泌，降低酶活性，胃酸减少等而引起厌食。

5. 喂养不当

这是当前最突出的原因，城市尤为明显。由于家庭经济改善、市场小儿食品供应增多，独生子女娇生惯养，家长缺乏科学喂养知识，小儿偏食或挑食（乱吃零食，过食冷饮及高糖食品等），都可使食欲下降。

6. 神经性厌食

如小儿受到强烈惊吓，或离开家人及熟悉的环境进入托儿所或其他新环境时也会导致食欲下降。

【临床表现及诊断】

1. 多有喂养不当、病后失调、先天不足或情志失调的病史。

2. 长期食欲不振，厌恶进食，食量明显少于同龄正常小儿。面色少华，形体偏瘦，但精神尚好，活动如常。

3. 除外其他外感、内伤慢性疾病。

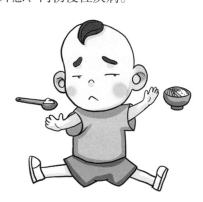

【并发症及危害】

1. 对消化系统的影响：容易使肠道功能下降，并发小儿营养不良等疾病。

2. 对生长发育的影响：长期营养摄入不足，供不应求，不仅会影响小儿的正常生长发育，严重时使生长发育停滞，体内脏器萎缩，体重不增，身高不长，甚至引起发育障碍等。

3. 对免疫系统的影响：由于厌食导致蛋白质摄入不足尤其是优质蛋白摄入不足，小儿会出现抵抗力下降，容易发生各种细菌、病毒和真菌等感染，可能有反复感冒、发烧或咳嗽等表现。

【中医治疗】

1. 内治法

治疗厌食中医以运脾开胃为基本原则。不同的证型分别治以运脾和胃、健脾益气、养胃育阴、疏肝理气助运等。

患儿若表现为食欲不振，厌恶进食，食而乏味、食量减少，偶尔多食后脘腹胀满，但形体尚可，精神正常者，辨证属脾失健运，治以调和脾胃、运脾开胃，可选用不换金正气散加减。

若表现为不思进食，食而不化，大便偏稀夹不消化食物，面色少华，形体偏瘦，肢倦乏力等，辨证属脾胃气虚，治以健脾益气，佐以助运，可选用异功散加味。

若表现为不思进食，食少饮多，皮肤干燥，大便偏干，小便短黄，甚至烦躁少寐，手足心热等，辨证属脾胃阴虚，治以滋脾养胃，佐以助运，可选用养胃增液汤加减。

若表现为厌恶进食，嗳气频繁，胸胁痞满，性情急躁，面色少华，神疲肢倦，大便不调等症状，辨证属肝脾不和，治以疏肝健脾、理气助运，可选用逍遥散加减。

当然中医学讲求辨证论治为主，根据不同临床症状、舌脉来辨证处方用药，详情请到医院咨询中医儿科医生。

常备中成药：

保和片（丸），适用于脾失健运证；

山麦健脾口服液，适用于脾失健运证；

健胃消食口服液，适用于脾胃气虚证；

醒脾养儿颗粒，适用于脾胃气虚证；

逍遥颗粒，适用于肝脾不和证。

2.外治法

（1）推拿疗法

①脾失健运者补脾经，清胃经，运内八卦，掐推四横纹，摩腹，揉足三里。

②脾胃气虚者补脾经，运内八卦、摩腹，揉足三里，捏脊。

③脾胃阴虚者补胃经，揉板门，运内八卦，分手阴阳，揉二马，揉中脘。

④肝脾不和者清肝经，补脾经，运内八卦，按弦走搓摩，揉中脘，摩腹。

（2）香佩疗法　将中药研成细末，装入香囊中，日间将香囊固定于胸前（近膻中穴），夜间不佩戴时，置于枕边。主要的药物：苍术、肉桂、艾叶、佩兰、菖蒲、藿香等，用于脾失健运证。

（3）敷贴法　药物组成：炒山楂、炒神曲、炒麦芽、丁香、砂仁、麸炒苍术。选穴中脘、神阙，具有健脾开胃、消食化积之功，主治饮食积滞、消化不良之厌食症。

【食疗方药】

1. 山楂麦芽粥

取生山楂、炒麦芽 6～10g，粳米 50g，先将山楂、麦芽煎水，用此水入粳米煮粥，加适量白糖调味，每日一到两次，连服数日。适用于脾失健运型小儿厌食。

2. 山药糯米粥

取山药 30g，糯米 50g，小火煮成稠粥，每日 1 次，长期服用能健脾。适用于脾胃气虚型小儿厌食。

3. 青果绿豆饮

取青果 5～10 个，绿豆 20～30g，梨 1 个，冰糖适量，将青果、绿豆洗净，放入锅中加适量清水，先煎至绿豆开花、烂熟，再放入梨和冰糖，煮沸即成，早晚分两次服食，连服数日。适用于脾胃阴虚型小儿厌食。

【预防与调护】

1. 合理喂养。家长们要掌握科学的育儿观，中医学认为"要想小儿安，三分饥与寒"，让小儿吃到七分饱，少吃一点，母乳喂养的婴儿，4～6 个月间应逐步添加辅食。

2. 纠正不良饮食习惯。做到"乳贵有时，食贵有节"，不偏食、挑食，不强迫进食，饮食定时适量，荤素搭配，少食肥甘厚味、生冷坚硬等不易消化食物，鼓励多食蔬菜及粗粮，勿随便服用补品补药。

3. 积极治疗原发病。如果有急慢性肠炎、溃疡、肝炎等，原发病治疗后食欲自然会改善。

4. 预防微量元素缺乏。如果是锌缺乏导致厌食，要积极补充锌元素。

5. 加强体育锻炼，促进食欲和增强体质。

6. 改善进食环境，使孩子能集中精力去进食，并保持心情愉快。

温馨提示

若厌食患儿久病不愈或出现了严重的并发症，应密切观察病情，及时到正规医院儿科就诊。

（田小婷）

九、积滞（消化不良）

积滞是小儿内伤乳食，停聚中焦，积而不化，气滞不行所形成的一种胃肠疾病。以不思乳食，食而不化，脘腹胀满或疼痛，嗳气酸腐或呕吐，大便酸臭溏薄或秘结为临床特征。本病相当于西医学的功能性消化不良。

小儿各年龄段均可发病，但以婴幼儿最为多见。禀赋不足，脾胃素虚，人工喂养及病后失调者更易患病。本病可单独出现，亦可兼夹出现于其他疾病如感冒、肺炎、泄泻等病程中。本病一般预后良好，少数患儿可因积滞日久，迁延失治，进一步损伤脾胃，导致气血生化乏源，营养及生长发育障碍，转化为疳证，故前人有"积为疳之母，无积不成疳"之说。

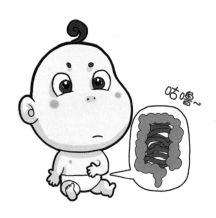

【病因】

1. 喂养不当

　　当小儿被动给予喂养大量食物（尤其是给的食物不太易消化、给太多新的食物、食品搭配不合理），加之小儿胃肠功能发育不成熟，这种情况就会导致食物明显超出小儿的消化吸收能力，出现消化不良的症状。

2. 气候变化

　　当自然环境突然出现变化，如天气突然过冷或过热，可以导致宝宝腹部受凉或腹部胃肠功能紊乱，从而出现消化不良的症状。

3. 消化器官发育不完善、不成熟

小儿消化液分泌不充足，消化系统与成年人相比还是比较弱。如果这时候用不正确的方式喂养，什么都给小儿吃就容易导致消化不良。

4. 疾病导致

当小儿存在贫血，锌缺乏，维生素 B_6 缺乏，甲状腺功能减退等疾病时，会影响胃肠功能蠕动和消化吸收，也可出现消化不良的症状。

【临床表现及诊断】

1. 多有伤乳、伤食史。

2. 临床表现以不思乳食，食而不化，脘腹胀满，大便溏泄，酸臭或臭如败卵，或便秘为特征。可伴有烦躁不安，夜间哭闹或呕吐等症。

3. 大便常规可见不消化食物残渣、脂肪滴。

【并发症及危害】

1. 常造成营养不良，身体虚弱，抵抗力差，易并发各种感染，如中耳炎、上呼吸道感染、肺炎、皮肤及尿路感染等。

2. 长期消化不良会使性格变得急躁易怒，对外界事物反应迟钝，注意力分散。

【中医治疗】

1. 内治法

治疗腹泻中医以消食化积、理气行滞为基本原则。

患儿若表现为不思乳食，嗳腐酸馊或呕吐食物、乳片，脘腹胀满，疼痛拒按，大便酸臭，哭闹不宁，夜眠不安等，辨证属乳食内积，治以消乳化食、和中导滞。若乳积者，可选用消乳丸加减；若食积者，可选用保和丸加减。

若表现为不思乳食，脘腹胀满，加上口干，腹部灼热，手足心热，心烦易怒，夜寐不安，小便黄，大便臭秽或秘结等内热之象，辨证属食积化热，治以清热导滞、消积和中，可选用枳实导滞丸加减。

若表现为面色萎黄，形体消瘦，神疲肢倦，不思乳食，食则饱胀，腹满喜按，大便稀溏酸腥，夹有乳片或不消化食物残渣等症状，辨证属脾虚夹积，治以健脾助运、消食化积，可选用健脾丸加减。

当然中医学讲求辨证论治为主，根据不同临床症状、舌脉来辨证处方用药，详情请到医院咨询中医儿科医生。

常备中成药：

四磨汤口服液，用于乳食内积证；

化积口服液，用于乳食内积证；

保和丸，用于乳食内积证；

枳实导滞丸，用于食积化热证；

清热化滞颗粒，用于食积化热证；

小儿香橘丸，用于脾虚夹积证。

2. 外治法

（1）推拿疗法　推脾经，揉板门，推四横纹，摩腹，按揉足三里，捏脊。乳食内积者加清胃经，清大肠经，揉天枢，揉中脘。食积化热者加清大肠，清天河水，退六腑。脾虚夹积者加推三关，揉中脘。

（2）贴敷疗法　予以玄明粉 3g，胡椒粉 0.5g。共研细粉，置于脐中，外盖纱布，胶布固定。每日换药 1 次。用于乳食内积。予以六神曲、麦芽、山楂各 30g，槟　榔、大 黄各 10g，芒硝 20g。共研细粉，以麻油调糊，敷于中脘、神阙穴，先热敷 5 分钟后，继续保留 24 小时。隔日 1 次，3 次为 1 疗程。用于食积化热。

【食疗方药】

1. 山楂粥

鲜山楂切片，炒至棕黄色，每次取 10～15g，加温水浸泡片刻，煎取浓汁 150mL，再加水 300mL，入粳米 50g，白糖适量，煮至粥稠即可服食。适用于乳食内积型。

2. 枣肉鸡内金饼

取大枣肉 250g，生姜 30g，生鸡内金 50～60g，面粉 500g，白糖适量。先将生姜煎汤，枣肉捣乱，生鸡内金焙干研细末，共和入面，做成小饼，烘熟。每次吃 2～3 个，每日 2～3 次，连服 1 周。适用于脾虚夹积型。

【预防与调护】

1. 合理喂养，乳食应定时定量，富含营养，易于消化，忌暴饮暴食、偏食零食及妄加滋补。

2. 根据婴儿生长发育规律，按照月龄添加辅食的品种与数量，增进小儿脾胃功能。

3. 积滞患儿应暂时控制入时，给予药物调理，积滞消除后逐渐恢复正常饮食。

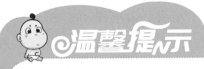

如果小儿积滞长期未解决，出现了面黄肌瘦，四肢乏力，精神不好，甚至"五迟"（立迟、行迟、齿迟、发迟、语迟），"五软"（头－颈软、口软、手软、足软、肌肉软）等明显发育不良，应密切观察病情，及时到正规医院儿科就诊。

（田小婷）

十、泄泻（腹泻）

泄泻是指以大便次数增多，粪质稀薄甚至如水样为主症的一种小儿常见病。本病一年四季均可发病，尤以夏、秋两季多见，秋冬季节发生的泄泻，容易引起流行。发病年龄以婴幼儿为主，其中 6 个月至 2 岁的小儿发病率高。本病轻者预后良好，如不及时治疗，迁延日久，可影响小儿生长发育。重症患儿还

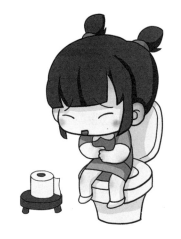

可危及生命。本病包括西医学中消化不良、小儿肠炎、秋季腹泻、肠功能紊乱等疾病。

【病因】

1. 感染因素

由病毒、细菌、真菌、寄生虫引起，以病毒和细菌最为常见，尤其是病毒。寒冷季节的婴幼儿腹泻 80% 由病毒感染引起。病毒性肠炎主要病毒为轮状病毒，其次有诺如病毒、星状病毒、柯萨奇病毒等。

2. 非感染因素

（1）饮食护理不当　多为人工喂养儿，原因为喂养不定时，喂养宝宝时奶粉量过多或者过少，突然改变食物品种，过早喂给淀粉类或脂肪类食品；母乳喂养过早添加辅食，如果汁、调味料等均可引起腹泻。

（2）过敏　如对牛奶过敏、大豆蛋白过敏均可引起腹泻。

（3）乳糖酶缺乏　原发性或继发性双糖酶（主要是乳糖酶）缺乏或活性降低，肠道对糖的消化吸收不良而引起腹泻。

（4）气候因素　气候突然变化，腹部受凉，使肠蠕动增加；天气过热，消化液分泌减少或由于口渴饮奶过多等均可诱发消化功能紊乱而致腹泻。

（5）消化系统发育不良　小儿的消化系统尚未发育完善，各种消化酶的分泌量比较少，因此比较容易出现小儿腹泻，再加上小孩生长发育比较快，所需要的营养物质也相对比较多，消化系统的负担很重，经常处在紧张状态，因此会由于消化功能紊乱而引起小儿腹泻。

【临床表现及诊断】

1. 多有气温骤变感寒受凉、饮食护理不当等病史。

2. 大便次数明显增多，严重者达每日 10 次以上。大便呈淡黄色或清水样；或夹奶块、不消化物，如蛋花汤状；或黄绿稀溏；或色褐而臭，夹少量黏液。同时可伴有恶心、呕吐、食欲变差、腹痛、发热、口渴等症。

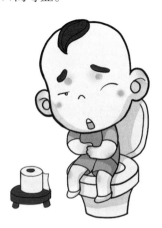

3. 重症泄泻，可见小便短少，精神烦躁或萎靡，皮肤干瘪，眼窝、囟门凹陷，啼哭无泪等脱水症状，以及口唇樱红，呼吸深长，腹部胀满，四肢冰冷等症。

4. 大便常规检查可有脂肪球或少量白细胞、红细胞。大便病原学检查可有轮状病毒等病毒检测阳性，或致病性大肠杆菌等细菌培养阳性。

【并发症及危害】

1. 脱水和电解质紊乱是最主要的并发症，因重症腹泻导致严重脱水，引发电解质功能紊乱，出现低钠、低钾、酸中毒，应紧急治疗。

2. 营养不良：多由于迁延性或慢性腹泻引起，使患儿的抵抗力逐步下降，易继发各种感染，如鹅口疮、支气管肺炎、中耳炎等。

3. 病毒性心肌炎：多由肠道病毒感受所致，腹泻使患儿的抵抗力进一步下降，病毒就可侵犯心脏而引起病毒性心肌炎。

4. 肠套叠：是小儿常见的急腹症之一，多见于 4 ～ 10 个月的婴儿。

5. 慢惊风：因长期腹泻导致水液流失、神经系统功能受累，表现为肢体不由自主抽搐。

【中医治疗】

1. 内治法

治疗泄泻中医以运脾化湿为基本法则，实证以祛邪为主，虚证以扶正为主。泄泻变证，属正气大伤，分别治以益气养阴、酸甘化阴、回阳救逆、护阴固脱。

患儿若表现为大便水样，或如蛋花汤样，泻下急迫，量多次频，气味秽臭，或见少许黏液，腹痛即泻，恶心呕吐，或发热烦躁，口渴尿黄等，辨证属湿热泻，治以清利湿热，可选用葛根黄芩黄连汤加减。

若表现为大便清稀，夹有泡沫，臭味不甚，肠鸣腹痛，或伴恶寒发热，鼻流清涕，咳嗽等，辨证属风寒泻，治以疏风散寒，可选用藿香正气散加减。

若表现为大便稀溏，夹有乳凝块或食物残渣，气味酸臭，或如同腐臭鸡蛋，腹痛胀满，嗳气酸馊，或有呕吐，不思乳食，泻后痛减等，辨证属伤食泻，治以消食化滞，可选用保和丸加减。

若表现为大便稀溏，色淡不臭，多见食后作泻，时轻时重，面色萎黄，神疲倦怠，食欲不振，形体消瘦等症状，辨证属脾虚泻，治以健脾益气止泻，可选用七味白术散加减。

若表现为久泻不止，食入即泻，大便清冷，或见脱肛，形寒肢冷，精神萎靡，睡时露睛等，辨证属脾肾阳虚泻，治以温补脾肾，可选用附子理中汤合四神丸加减。

若表现为泻下无度，质稀如水，精神萎弱或心烦不安，眼窝及囟门凹陷，皮肤干燥，啼哭无泪，口渴引饮，小便短少，甚至无尿，唇红而干等症，辨证属泄泻变证之气阴两伤，治以益气敛阴，可选用人参乌梅汤加减。

若表现为泻下不止，次频量多，精神萎靡，表情淡漠，面色青灰或苍白，冷汗自出，哭声微弱，啼哭无泪，尿少或无，四肢厥冷等症，辨证属阴竭阳脱，治以温阳固脱，可选用生脉散合参附龙牡救逆汤加减。

当然中医学讲求辨证论治为主，根据不同临床症状、舌脉来辨证处方用药，详情请到医院咨询中医儿科医生。

常备中成药：

保和丸，适用于伤食泻；

小儿肠胃康颗粒，适用于湿热泻；

藿香正气口服液，适用于风寒泻；

附子理中丸，适用于脾肾阳虚泻。

2. 外治法

（1）推拿疗法

①湿热泻：清脾经，清胃经，清大肠，清小肠，清天河水，退六腑，揉天枢及龟尾等。

②风寒泻：补脾经，补大肠，揉外劳宫，推上三关，揉脐，推上七节骨，揉龟尾等。

③伤食泻：补脾经，清大肠，揉板门，掐推四横纹，摩腹，揉中脘等。

④脾虚泻：补脾经，补大肠，推三关，点揉足三里，摩腹，揉脐，推上七节骨，捏脊等。

⑤脾肾阳虚泻：补脾经，补肾经，推三关，揉外劳宫，摩丹田，揉脐，推上七节骨，揉龟尾等。

（2）贴敷疗法　可予丁香1份、肉桂2份，共研细末，每次1～2g，姜汁调和成糊状，贴敷肚脐，外用胶布固定，每日1次。用于风寒泻、脾虚泻、脾肾阳虚泻。

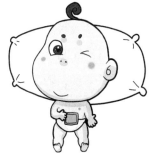

【食疗方药】

1.炒米汤

将普通大米洗净，晾干，用大锅炒至金黄色，加水煮粥，给小儿喝粥水。适用于风寒泻。

2.扁豆薏苡仁山药粥

取扁豆、薏苡仁、山药各10g，粳米50g，先把扁豆炒熟，然后和薏苡仁、山药、粳米一起熬成稀粥温服。适用于脾虚泻。

3.乌梅葛根汤

乌梅、葛根各10g，加适量的水，用大火烧开后再改用小火烧20分钟，去渣后加少许的红糖调味，分次饮用。适用于湿热泻。

【预防与调护】

1.注意饮食卫生，保持饮食、食品清洁，饭前、便后要洗手。

2.提倡母乳喂养，避免在夏季时断奶，遵守添加辅食的原则，注意科学喂养。

3.对感染性腹泻患儿隔离治疗，避免他人与患儿接触。

4.注意气候变化，防止感受外邪，避免腹部受凉。

5.适当控制饮食，减轻脾胃负担，对吐泻严重及伤食泄泻患儿可暂时禁食，随着病情好转，逐渐增加饮食量。忌食油腻、生冷及不易消化的食物。

6.保持皮肤清洁干燥，勤换尿布。每次大便后，用温水清洗臀部。

7.密切观察病情变化，及早发现泄泻变证。

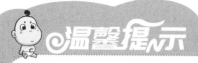

若小儿面色苍白，小便极少或无尿，眼眶凹陷，呕吐频繁，饮食难进，精神萎靡等症时，应密切观察病情，及时到正规医院儿科就诊。

（田小婷）

十一、便秘（功能性便秘）

便秘是指大便秘结不通，排便次数减少或间隔时间延长，或便意频而大便艰涩排出困难的病证。可单独存在，也可继发于其他疾病的过程中。

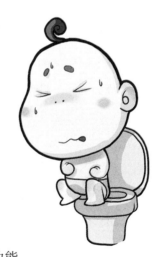

便秘为小儿常见的临床证候，可见于任何年龄，一年四季均可发病。西医学将便秘分为器质性便秘和功能性便秘两大类，功能性便秘是指未发现明显器质病变而以功能性改变为特征的排便障碍，约占小儿便秘的90％以上。本病经过合理治疗，一般预后良好，但容易造成肛裂，日久迁延不愈者，可引起脱肛、痔疮等疾病。本节主要论述功能性便秘，其他类型的便秘应明确病因诊断，并在采取相应治疗的基础上，参考本节内容进行辨证论治。

【病因】

1. 盆底肌肉协调障碍。

2. 膳食纤维摄入不足。

3. 不良的精神因素及排便习惯。

4. 胃肠激素分泌和调控异常影响了胃肠蠕动。

5. 肠道微生态菌群紊乱。

【临床表现及诊断】

1. 可有喂养不当、挑食、偏食、外感时邪、情志不畅、脏腑虚损等病史。

2. 有不同程度的大便干燥，轻者仅大便前部干硬，重者大便坚硬，状如羊屎。排便次数减少，间隔时间延长，常 2～3 日排便 1 次，甚者可达 6～7 日 1 次。或虽排便间隔时间如常，但排便艰涩或时间延长，或便意频频，难以排出或排净。伴有腹胀、腹痛、食欲不振、排便哭闹等症。

3. 可因便秘而发生肛裂、便血、痔疮。部分患儿左下腹部可触及粪块。

【并发症及危害】

便秘的婴儿常常还伴随其他症状，如睡眠欠安，易醒、哭闹、出汗、流口水，同时还有手足心热、口干、口臭等症状。如果便秘时间较长，个别小儿往往容易出现肛裂或者脱肛，下一次排便时肛门受刺激导致局部疼痛，使小儿产生恐惧心理拒绝排便，形成恶性循环，最后影响孩子的生长发育。

【中医治疗】

1.内治法

中医治疗便秘，以润肠通便为基本法则。临证应根据病因不同，分别采用消食导滞、清热润肠、理气通便、益气养血等治法。治疗用药应注意通下不可太过，以免损伤正气。

若见大便秘结，脘腹胀满，不思饮食，或恶心呕吐，或有口臭，手足心热，小便黄少，有伤食或伤乳史，则为食积便秘，治以消积导滞通便，可选用枳实导滞丸。

若见大便干结，排便困难，甚则便秘不通，面赤身热，腹胀或痛，小便短赤，或口干口臭，或口舌生疮，则为燥热便秘，治以清热润肠通便，可选用麻子仁丸。

若见大便秘结，欲便不得，甚或胸胁痞满，腹胀疼痛，嗳气频作，则为气滞便秘，治以理气导滞通便，可选用六磨汤加减。

如若时有便意，大便不干燥，仍努挣难下，排便时汗出气短，便后神疲乏力，面色少华，则为气虚便秘，治以益气润肠通便，可选用黄芪汤加减。

如若出现大便干结，艰涩难下，面白无华，唇甲色淡，心悸目眩，多是血虚便秘，治以养血润肠通便，可选用润肠丸加减。

当然中医学讲求辨证论治为主，根据不同临床症状、舌脉来辨证处方用药，详情请到医院咨询中医儿科医生。

常备中成药：

枳实导滞丸，适用于食积便秘。

麻仁丸，适用于燥热便秘。

木香槟榔丸，适用于气滞便秘。

补中益气丸，适用于气虚便秘。

桑椹膏，适用于血虚便秘。

2. 外治法

（1）推拿疗法

实证：清大肠，退六腑，推下七节骨。食积证加清胃经，揉板门；燥热证加清天河水，揉膊阳池；气滞证加推肝经，揉膊阳池，推四横纹，推肺经。

虚证：推下七节骨，补脾经，补肾经，推上三关，点揉足三里。气虚证加揉中脘、脾俞、肾俞，摩腹；血虚证加推四横纹。

（2）贴敷疗法 大黄研细末，取药末10g，加酒调糊，敷脐纱布覆盖，胶布固定。用于燥热便秘。

【食疗方药】

1. 南瓜根汤

南瓜根 50～100g。制法：将南瓜根洗净、切碎入锅加适量的清水，先用大火煮沸，再用小火煎煮30分钟，去渣取汁即成。患儿若在3岁以下可在此汤中调入适量的白糖。此方用于实热便秘。

2. 菠菜粳米粥

菠菜 100g，粳米 50 ～ 100g，将菠菜置沸开水中烫至半熟，捞出切成小段，粳米置锅内加水煮成稀粥，后加入菠菜再煮数沸，入油、盐调味，分 1 ～ 2 次服完，每日 1 剂，连服 5 ～ 7 天。此方用于食积便秘。

3. 牛奶麦片粥

鲜牛奶 150mL，麦片 30g，白糖 24g。先将牛奶煮沸，投入麦片煮熟，再入白糖调化，1 次服完，每日 2 ～ 3 次，连服 5 ～ 7 天。此方用于脾虚便秘。

【预防与调护】

1. 适量多饮水，多进食蔬菜、水果，尤其是粗纤维类蔬菜。

2. 经常参加体育活动，避免久坐少动。

3. 对患儿进行排便训练。养成定时排便习惯。

4. 大便干结的临时对症处理，可用开塞露肛塞或者肥皂条纳入肛门通便。

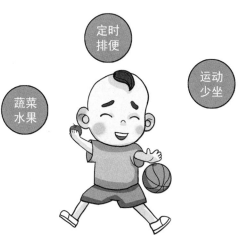

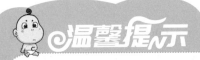

特别提醒有部分小儿便秘时伴有脱肛或肛裂，此时就必须要到医院进行查看，切不可擅自在家处理。

（曹　煜）

十二、疳证（小儿营养不良）

疳证是由喂养不当或多种疾病影响，导致脾胃受损，气液耗伤，不能濡养脏腑、经脉、筋骨、肌肤而形成的一种慢性消耗性疾病，临床以形体消瘦，面色无华，毛发干枯，精神萎靡或烦躁，饮食异常，大便不调为特征。"疳"之含义，自古有两种解释：其一曰"疳者甘也"，言其病因，是指小儿恣食肥甘厚腻，损伤脾胃，形成疳证；其二曰"疳者干也"，言其病机、主症，是指气液干涸、形体羸瘦。

本病包含西医学的蛋白质－能量营养不良、维生素营养障碍、微量元素缺乏等疾病。本病发病无明显季节性，各年龄段均可罹患，临床多见于5岁以下小儿。因其起病缓慢，病程迁延，不同程度地影响小儿的生长发育，严重者还可发展至阴竭阳脱，猝然变险，因而被古人视为恶候，列为儿科四大要证之一。近30多年来，随着人民生活水平的提高和医疗条件的改善，本病的发病率已明显下降，特别是重证患儿显著减少。本病经恰当治疗，绝大多数患儿均可治愈，仅少数重证或有严重兼证者，预后较差。

【病因】

1. 喂养不当，辅食添加失宜，乳食太过或不及，损伤脾胃。

2. 小儿久病吐泻，或反复外感，罹患时行热病、肺痨诸虫，失于调治或误用攻伐，致脾胃受损，津液耗伤，气血亏损，肌肉消灼，形体羸瘦，而成疳证。

3. 先天胎禀不足，或早产、多胎，或孕期久病、药物损伤胎元，致元气虚惫。

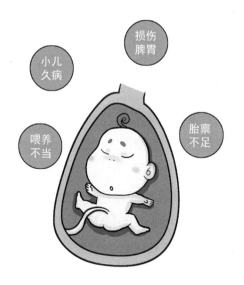

【临床表现及诊断】

1. 有喂养不当或病后饮食失调及长期消瘦史。

2.患儿形体消瘦，体重比正常同年龄小儿平均值低 15% 以上，面色不华，毛发稀疏枯黄；严重者干枯羸瘦，体重可比正常平均值低 40% 以上。有饮食异常，大便干稀不调，或脘腹胀满等明显脾胃功能失调症状。兼有精神萎靡不振，或好发脾气，烦躁易怒，或喜揉眉擦眼，或吮指磨牙等症。

3.辅助检查：贫血者，血红蛋白及红细胞减少。出现肢体浮肿，属于疳肿胀（营养性水肿）者，血清总蛋白大多在 45g/L 以下，血清白蛋白约在 20g/L 以下。

【并发症及危害】

1.上呼吸道感染、鹅口疮、中耳炎、肺炎、肠炎、肾盂肾炎等感染。

2.口角炎、齿龈出血、佝偻病、角膜干燥、软化或溃疡等多种维生素缺乏症。

3.锌缺乏症：生长发育迟缓，顽固性食欲缺乏，骨骼发育障碍，严重者呈侏儒状态。并有肝大、贫血、皮肤粗糙和色素沉着以及性发育障碍等。

4.自发性低血糖症：重症营养不良患儿，有时突然出现出汗、心慌、脉搏减慢、呼吸暂停等自发性低血糖症，多在夜间发作，若不及时抢救可因呼吸衰竭而死亡。

5.营养性贫血。

【中医治疗】

1.内治法

（1）常证　患儿表现为形体略瘦，或体重不增，面色萎黄少华，毛发稀疏，不思饮食，腹胀，精神欠佳，性急易怒，大便干稀不调，则为疳气，常见于疳证初起阶段。治法：调和脾胃、益气助运。主方：资生健脾丸加减。

若患儿出现形体明显消瘦，面色萎黄少华或面白无华，肚腹膨胀，甚则青筋暴露，毛发稀疏结穗，精神烦躁，夜卧不宁，或见揉眉挖鼻，吮指磨牙，动作异常，食欲不振，或善食易饥，或嗜食异物，多为疳积，本证多由疳气发展而来，为疳证病情较重者。治法：消积理脾、和中清热。主方：肥儿丸加减。

若患儿出现形体极度消瘦，皮肤干瘪起皱，大肉已脱，皮包骨头，貌似老人，毛发干枯，面色㿠白，精神萎靡，懒言少动，啼哭无力，表情冷漠呆滞，夜寐不安，腹凹如舟，不思饮食，大便稀溏或便秘，为疳之重证——干疳，气血俱虚，脾胃衰败。治法：补脾益气、养血活血。主方：八珍汤加减。

（2）兼证　患儿出现两目干涩，畏光羞明，眼角赤烂，甚则黑睛混浊，白翳遮睛或有夜盲、眼痒的症状，是眼疳的表现。治法：养血柔肝、滋阴明目。主方：石斛夜光丸加减。夜盲选羊肝丸加减。

若患儿有口舌生疮，甚或满口糜烂，秽臭难闻，面赤心烦，夜卧不宁，五心烦热，进食时哭闹，小便短黄，或吐舌、弄舌的现象则为口疳。治法：清心泻火、滋阴生津。主方：泻心导赤散加减。内服药的同时，可加外用冰硼散或珠黄散涂搽患处。

若形体消瘦，伴肢体浮肿，按之凹陷难起是为疳肿胀。治法：健脾温阳、利水消肿。主方：防己黄芪汤合五苓散加减。

常备中成药：

健儿素颗粒，适用于疳气证。

乐儿康糖浆，适用于疳气证。

疳积散，适用于疳积证。

化积口服液，适用于疳积证。

十全大补丸，适用于干疳证。

明目地黄丸，适用于眼疳证。

2. 外治法

（1）推拿疗法

①疳气证：补脾经，补肾经，运八卦，揉板门、足三里，捏脊。1日1次。

②疳积证：补脾经，清胃经、心经、肝经，捣小天心，分手阴阳、腹阴阳。1日1次。消瘦者手法宜轻。

③干疳证：补脾经、肾经，运八卦，揉二马、足三里。1日1次。过于消瘦者不用。

捏脊疗法可用于疳气证、疳积证，极度消瘦者慎用。

（2）针灸疗法　刺四缝：取四缝穴，常规消毒后，用三棱针或采血针在穴位上快速点刺，挤压出黄白色黏液或血少许，每周3次。用于疳积证。

【食疗方药】

1. 山药米粥

干山药片 100g，大米或小黄米（又叫谷子、粟米）100g，白糖适量。制作：将大米淘洗干净，与山药片一起碾碎，入锅，加水适量，熬成粥。

2. 白萝卜粥

白萝卜 1 个，大米 50g，糖适量。制作：白萝卜、大米分别洗净。萝卜切片，先煮 30 分钟，加米同煮（不吃萝卜者可捞出萝卜后再加米）。煮至米烂汤稠，加红糖适量，煮沸即可。服法：早、晚代粥食。经常食用。

【预防与调护】

1.提倡母乳喂养，乳食定时定量，按时按序添加辅食，适时断奶，膳食均衡，以满足小儿生长发育的需要。

2.合理安排小儿生活起居，保证充足睡眠时间，经常户外活动，呼吸新鲜空气，多晒太阳，增强体质。

3.纠正不良饮食习惯，饮食物要富含营养，易于消化。避免过食肥甘滋补、暴饮暴食、贪吃零食、挑食、饥饱无常等。

4.发现体重不增或减轻，食欲减退时，要尽快查明原因，及时加以治疗。

5.保证病室温度适宜，光线充足，空气新鲜；患儿衣着要柔软，注意保暖。

1. 定期测量患儿的体重、身高，及时了解和分析病情，评估治疗效果。

2. 病情较重的患儿要加强全身护理，防止褥疮及眼疳、口疳等兼证的发生。同时，应密切观察病情，及时到正规医院儿科就诊。

（曹 煜）

十三、缺铁性贫血

缺铁性贫血是指由于体内贮存铁缺乏，导致血红蛋白合成减少而引起的一种小细胞低色素性贫血，是小儿营养性贫血中最常见的一种，尤以婴幼儿发病率最高，其中以6个月～3岁的小儿最为常见。

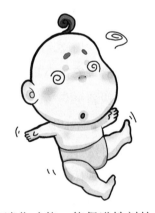

本病属于中医学中"血虚""虚劳"范畴。临床观察证实，在健脾益气中药的协同作用下，通过强化和提高消化功能，能促进铁剂的吸收和利用，且能减轻铁剂的副作用，较单纯用铁剂治疗具有一定优势。

【病因】

1.孕母严重缺铁或胎儿从母体获得的铁不足,导致先天储铁不足。

2.喂养不当:婴幼儿成长迅速,未能及时添加含铁丰富的食物,或小儿厌食、偏食、挑食、少食肉、蔬菜等含铁丰富的食物等致铁供给不足;食物搭配不合理导致铁吸收障碍。

3.患儿慢性腹泻及慢性失血导致铁丢失过多。

【临床表现及诊断】

1.轻度贫血者常无自觉症状;中重度以上贫血皮肤、黏膜逐渐苍白或苍黄,以唇、口腔黏膜、甲床及手掌最为明显,容易神疲乏力、烦躁不安或萎靡不振,注意力不集中,记忆力减退,理解力降低,对周围环境不感兴趣,食欲减退,不喜活动,呕吐,

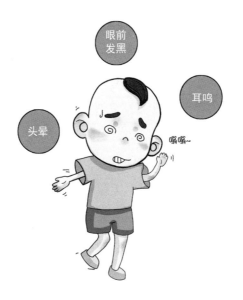

腹泻，口炎，舌炎，贫血较重时心率增快，心脏扩大，重者可发生心力衰竭。年长儿有头晕、眼前发黑、耳鸣、气短等症状。

2.部分患儿可有肝脾及淋巴结肿大。年龄越小、病程越久、贫血越重，肝脾肿大越明显，但一般情况肿大很少超过中度。

3.临床上根据外周血血红蛋白值分为轻、中、重、极重度，且铁剂治疗有效。

【并发症及危害】

轻度贫血如治疗及时，一般预后良好，长期重度贫血者，则会影响小儿生长发育，导致生长发育迟缓，小儿出现头晕、头痛、精神差，智力下降、记忆力减退，语言功能和运动功能发育落后等；导致机体抗病能力下降，体质弱易感冒。

【中医治疗】

轻中度贫血以中药与铁剂配合治疗，可提高疗效，并减少铁剂所引起的消化道反应等副作用。重度以上贫血或合并严重感染或急需外科手术者，可输浓缩红细胞或全血。中医治以健脾开胃、益气养血为基本原则。

1. 内治法

若患儿表现为面色萎黄或苍黄，唇淡甲白，形体消瘦，神疲乏力，食欲不振，肌肉松弛，大便稀溏等，辨证属脾胃虚弱，治以健运脾胃、益气养血，可选用六君子汤合当归补血汤加减。

若表现为面色萎黄或苍白，唇淡甲白，发黄稀疏，心悸怔忡，头晕目眩，气短懒言，注意力涣散，体倦乏力，食欲不振、夜眠不安等，辨证属心脾两虚，治以补脾养心、益气生血，可选用归脾汤加减。

若表现为面色苍白，毛发枯黄，爪甲色白易脆，耳鸣目涩，盗汗，面色颧红，发育迟缓，口舌干燥，肌肤无光泽等，辨证属肝肾阴虚，治以滋养肝肾、调补精血，可选用左归丸加减。

若表现为面色㿠白，皮肤、口唇、爪甲苍白无华，毛发干燥，精神萎靡，四肢不温，食欲不好，大便稀溏或夹有不消化食物残渣，生长发育迟缓或停滞等，辨证属脾肾阳虚，治以温补脾肾、填精养血。可选用右归丸加减。

中医学讲求辨证论治为主，根据不同临床症状、舌脉来辨证处方用药，详情请到医院咨询中医儿科医生。

常备中成药：

健脾生血颗粒，适用于脾胃虚弱证、心脾两虚证。

归脾丸，适用于心脾两虚证。

复方阿胶浆，适用于心脾两虚证。

小儿生血糖浆，适用于贫血各证。

升血颗粒，适用于气血两虚证。

2. 外治法

推拿疗法：推补脾经，推三关，补心经，分手阴阳，运内八卦，揉足三里，摩腹，揉血海，捏脊。每日 1 次，10 天为 1 疗程，每疗程后休息 3 ～ 5 天继续治疗。

【食疗方药】

1. 鸭血糯米粥

鸭血、糯米、薏苡仁、莲肉、山药各 30g，加大枣 10 枚，煮粥。婴儿饮米汤及烂粥，年长儿吃粥。

2. 猪肝瘦肉粥

粳米 50g 煮成白粥，再将猪肝 30g，瘦肉 15g，切成颗粒状放入粥中至煮熟。

此外，还可将何首乌 9 ～ 30g、菠菜 60 ～ 120g 同煮，吃菠菜及汤。

【预防与调护】

1. 孕期及哺乳期加强母亲营养，合理膳食，并注意预防疾病，从而保证婴儿健康。

2. 做好喂养指导，提倡母乳喂养，及时添加含铁丰富且易吸收的辅助食品，如肝、瘦肉、鱼、动物血等，合理膳食结构，纠正不良饮食习惯。

3. 早产儿、低体重儿出生 2 ～ 4 周即可给予铁剂预防贫血。

4. 及时治疗各类传染病、消化道疾病、慢性出血性疾病等，谨慎用药，加强病期护理。

5. 加强患儿生活调理，讲究卫生，注意休息，平时可多食猪肝、鸡血、鸭血、红枣、黑木耳等含铁丰富的食物。补充富含维生素 C 的食物，如西兰花、番茄、橙子、橘子等，可以促进铁剂的吸收。

6. 在服铁剂时忌服茶叶水及含鞣质类水果药物，还应避免与大量牛奶同时服用，因牛奶含磷酸较高，影响铁的吸收。

7. 重度贫血患儿应住院治疗。饮食易消化且富于营养，对积滞内阻者，忌肥甘油腻滋补之品；脾胃虚弱者，忌生冷瓜果肥厚之品；脾胃运化功能尚佳者酌加血肉有情之品。

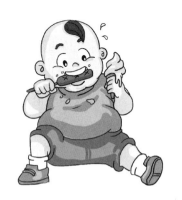

温馨提示

定期监测血清铁及血红蛋白，轻中度贫血患儿请在儿科医生指导下按疗程服药。重度以上贫血患儿应住院治疗。

（熊 霖）

十四、单纯性肥胖症

肥胖是机体能量摄入超过消耗，多余的能量以脂肪形式贮存于组织，造成体内脂肪堆积过多，体重超常的疾病。小儿肥胖症约95%为单纯性肥胖，是与生活方式密切相关，以过度营养、运动不足、行为偏差为特征，全身脂肪组织过度增生、堆积的慢性疾病；少部分为继发性肥胖，由遗传、代谢、内分泌、中枢神经系统疾病等引起。本病可发生于任何年龄，以年长儿及青少年多见。

【病因】

1. 与饮食有关。包括过度进食，过食肥甘厚味、甜食油炸食品等。

2. 活动过少，运动缺乏。

3. 与遗传有关。父母肥胖者，子女禀赋其体质，患病率显著增高。

4. 心理因素，如过度长期的思虑紧张等情志刺激。

【临床表现及诊断】

1. 有食物摄入量过多、主食及肉食过多、喜甜食及油脂类食品、暴饮暴食、进食过快、缺乏运动等肥胖症的危险因素。

2. 四肢肥胖，以上臂及股部明显，并在腹部、乳部、肩部脂肪积聚。

3. 身高标准体重法评价小儿肥胖及分度：小儿生长发育数值按不同身高值列出相应标准体重值。超过该标准值 10% ～ 19% 为超重。超过该标准值 20% 为肥胖，超过 20% ～ 39% 为轻度肥胖，超过 40% ～ 49% 为中度肥胖，超过 50% 为重度肥胖。

学龄期以上儿童可参照体重指数（BMI）评价肥胖（见表 6-1）。

$$体重指数 = 体重（kg）/ 身高（m^2）$$

表 6-1　中国学龄儿童青少年超重、肥胖筛查 BMI 值分类标准

年龄（岁）	男超重	男肥胖	女超重	女肥胖
7	17.4	19.2	17.2	18.9
8	18.1	20.3	18.1	19.9
9	18.9	21.4	19.0	21.0
10	19.6	22.5	20.0	22.1
11	20.3	23.6	21.1	23.3
12	21.0	24.7	21.9	24.5
13	21.9	25.7	22.6	25.6
14	22.6	26.4	23.0	26.3
15	23.1	26.9	23.4	26.9
16	23.5	27.4	23.7	27.4
17	23.8	27.8	23.8	27.7
18	24.0	28.0	24.0	28.0

【并发症及危害】

　　儿童期单纯性肥胖对儿童心血管、呼吸功能产生长期的慢性损伤，是成人期糖尿病、动脉粥样硬化、高血压、冠心病、呼吸通气不良、骨关节炎、某些部位癌症的重要危险因素。

　　肥胖儿童存在应激反应低下，抗感染能力降低，不能耐受麻醉和外科手术等风险。

　　肥胖者在求学、社交、日常生活等方面面临更多的压力，使儿童的自尊心、自信心受到严重损伤，压抑儿童潜能开发，对儿童的性格塑造、气质培养、习惯养成有负面影响。

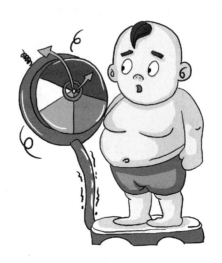

【中医治疗】

1. 内治法

中医治以调理体质为主，不主张用通腑和逐水药物治疗肥胖症。单纯中药治疗效果欠佳者，可配合膳食调整、适当运动、行为矫正、针灸、推拿等方法综合应用，此外，心理疗法也有一定的辅助作用。

患儿若表现为虚胖浮肿，疲乏无力，肢体困重，尿少，进食少，腹满，辨证属脾虚湿阻，治以健脾益气、化湿消肿，可选用平胃散加减。

若表现为肥胖臃肿，头胀眩晕，多食易饥，肢重困重，懒言少动，或口渴多饮，或大便干结等，辨证属胃热湿阻，治以清胃泄热、除湿消肿，可选用泻黄散加味。

若表现为肥胖虚浮，疲乏无力，腰酸腿软，畏寒肢冷等，辨证属脾肾两虚，治以补脾固肾、温阳化湿，可选用六君子汤合五子衍宗丸加减。

若表现为肥胖，头昏眼花，头目胀痛，腰痛酸软，五心烦热，低热等，辨证属阴虚内热，治以滋阴清热、减肥降脂，可选用杞菊地黄丸，加减。

若表现为肥胖，胸胁胀闷，胃脘痞满，月经不调，闭经，失眠多梦等，辨证属肝郁气滞，治以疏肝理气、活血化瘀。可选用柴胡疏肝散加味。

当然中医学讲求辨证论治为主，根据不同临床症状、舌脉来辨证处方用药，详情请到医院咨询中医儿科医生。

常备中成药：

防风通圣丸，适用于胃热湿阻证。

七消丸，适用于阴虚内热证。

2.外治法

（1）推拿疗法

①循肺、胃、脾经走向推拿，点中府、云门，提胃、腹结、气海穴，再推拿膀胱经，点脾俞、胃俞、肾俞。

②分别先点按中脘、天枢，再以手掌在腹部以脐为中心，逆时针方向按揉3分钟，然后双手前后交叉将腹直肌提起，自上腹部提拿至下腹部，反复数次。再以四肢在左、右腹上中、下等距离选定3点上下颤动，每点颤动7～10次，最后在腹部以脐为中心，顺时针按摩3分钟。

③0～6岁小儿按摩法：推脊5～7遍，用手掌自患儿大椎沿脊柱两侧向下推，推毕后再揉按两侧肾俞、脾俞各50次；摩

腹 100 次，然后用两手拇指自患儿剑突处沿两边肋下分推 50 次；推按后承山 100 次。随证加减：脾虚湿阻证，加运脾土，运八卦，揉按足三里各 50 次；胃热湿阻证，加清大肠，退六腑，清胃经各 100 次；肝郁气滞证，加清肝经，拿肩并，按弦走搓摩各 50 次。每天按摩 1 次，4 周为 1 疗程，共治 3 个疗程。

（2）耳穴压丸　取穴：脾、肺。备用穴：神门、交感、内分泌。王不留行籽贴压所选耳穴上，并予以按压，每餐饭前按压穴位 3～5 遍，按压时局部以有痛感为佳。每 3 天更换 1 次，1 个月为 1 个疗程。

【食疗方药】

1. 冬瓜苡仁粥

带皮鲜冬瓜 100g，薏苡仁、粳米各 30g，煮粥。1 日 1 次。适用于脾虚湿阻证。

2. 花茶饮

玫瑰花、茉莉花、川芎、荷叶各适量，开水冲饮。适用于肝郁气滞证。

此外，以下食物有助控制体重，可选取食用：牛奶、玉米、大蒜、韭菜、香菇、洋葱、胡萝卜、冬瓜、海带、燕麦。

【预防与调护】

1. 母亲孕前应培养良好膳食习惯，孕期应避免营养过剩，以减少肥胖儿的出生。

2. 提倡母乳喂养，母乳喂养儿发生肥胖者明显低于牛乳喂养儿，定期监测小儿生长发育状况，发现问题及时纠正。

3. 婴幼儿期养成良好饮食习惯。不要偏食甜食、肥腻、油炸等高脂肪、高热量食物。不要过度喂养，过度进食。对于肥胖儿的饮食应以低脂、低糖、低热量食物为主，多食蔬菜，适量增加麦等粗纤维食物，多用素油，少吃动物脂肪，限制零食、干果。食物切小块，进食速度减慢，小口进食，吃饭时间不要过长，吃饭时可用适当方式分散其对食物的注意力。

4. 养成良好的生活习惯，积极参加各种体力活动和劳动，坚持每天都有一定的体育锻炼。

5. 青春期及青春早期预防重点是加强对营养知识和膳食安排的指导，运动训练的指导，正确认识肥胖等。

6. 对肥胖儿进行一定的心理疏导，防止心理行为异常。

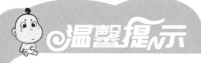

1. 对于并发心理行为异常者，应及时求助心理医生正规治疗。

2. 对于严重肥胖出现气促、呼吸困难等，应及时到正规医院诊治。

（熊 霖）

第七章　心肝系疾病

　　夜啼是指婴儿入夜啼哭不安，时哭时止，或每夜定时啼哭，甚则通宵达旦，但白天如常的一种病证。多见于新生儿及婴儿。啼哭是新生儿及婴儿的一种正常生理活动，是表达要求或痛苦的方式。如果因为饥饿、惊恐、尿布潮湿、衣被过热或过冷等引起啼哭，而喂以乳食、安抚亲昵、更换潮湿尿布、调节冷暖后，啼哭即可停止者，不属病态。西医诊断中的梦恐症、夜间惊悸即属于本病的范畴。本节主要论述婴儿夜间不明原因的反复啼哭。由于发热、口疮、腹痛或其他疾病引起的啼哭，不属本病范围。

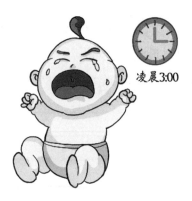

凌晨3:00

【病因】

1. 与遗传有关。母亲体质虚寒、偏嗜生冷，或性情急躁，遗传给胎儿而诱发啼哭。

2. 与护理不当有关。腹部受寒或护养过温，易发啼哭。

3. 与饮食不当有关。冷乳哺食而易发啼哭。

4. 与受惊吓有关。

【临床表现及诊断】

1. 多在腹部受寒、护养过温、暴受惊恐等情况后发病。

2. 多见于新生儿或婴儿，入夜啼哭，不得安睡，时哭时止，或每夜定时啼哭，甚则通宵达旦，而白天如常。全身一般情况良好，排除因外感发热、口疮、肠套叠、寒疝等疾病引起的啼哭。

3. 各项检查无异常发现。

【并发症及危害】

1. 婴儿夜啼会影响生长发育。人体的生长要靠生长激素。生长激素主要生理作用是对人体各种组织尤其是蛋白质有促进合成作用，能刺激骨关节软骨和骨骺软骨生长，使人增高。人体一旦缺乏生长激素就导致生长停滞。生长激素在晚上熟睡时分泌量最多，若夜啼时间一久，势必减少生长激素的分泌，因而就影响到了孩子身长增加的速度。

2. 影响睡眠。正常作息时间被打乱，睡眠时间安排不恰当。

3. 婴儿长期哭泣会危害大脑健康，导致宝宝大脑缺氧，甚至有窒息的危险，长期哭泣会危害婴儿发育中的大脑，导致今后呈现认知障碍。

4.长时间啼哭，眼泪分泌过多，眼泪分泌过多时会引起结膜充血，从而出现结膜炎，如果不停去擦拭眼泪可能造成角膜的损伤，从而出现角膜炎。

5.长时间生气和哭会伤及身体的元气，降低机体的免疫力，使孩子易感受外邪，从而引起疾病。

6.孩子长时间嘶吼哭闹，导致咽喉充血，引发咽喉疾病。

【中医治疗】

1. 内治法

治疗夜啼中医以调整脏腑的虚实寒热，使脏气安和，血脉调匀为基本原则。不同的证型分别治以温脾行气、清心安神、定惊宁神等，并佐以消食、温阳等药物。

患儿若表现为夜间啼哭，时哭时止，哭声低弱，面色无华，口唇色淡，睡喜蜷卧，腹喜摩按，四肢欠温，吮乳无力，大便溏薄，小便清，舌质淡，苔薄白，指纹淡红等，辨证属脾寒气滞，治以温脾散寒、理气止痛，可选用匀气散合乌药散加减。

若表现为夜间啼哭，见灯火尤甚，哭声响亮，面赤唇红，烦躁不安，身腹俱暖，大便干结，小便短赤，舌尖红，苔薄黄，指纹紫滞等，辨证属心经积热，治以清心导赤、泻火除烦，可选用导赤散加减。

若表现为夜间突然啼哭，哭声尖锐，如见异物，表情恐惧，紧偎母怀，面色乍青乍白，哭声时高时低，时急时缓，时作惊惕，指纹青紫等，辨证属暴受惊恐，治以定惊安神、补气养心，可选用远志丸加减。

若表现为啼哭，同时有乳食积滞、不思饮食，口气秽臭，腹部胀满、大便秘结等症状，辨证属啼哭夹滞，治以温脾宁神，兼以消食导滞，可在选用温脾宁神方剂的基础上加用保和丸。

若表现为啼哭，同时有哭声低弱、形体羸瘦、四肢冰冷等症状，辨证属啼哭夹阳虚，治以健脾安神，兼以温阳，可在选用健脾安神方剂的基础上加用附子理中丸。

当然中医学讲求辨证论治为主，根据不同临床症状、舌脉来辨证处方用药，详情请到医院咨询中医儿科医生。

常备中成药：

宝宝乐，适用于脾寒气滞；

保赤丹，适用于心经积热；

琥珀抱龙丸，适用于暴受惊恐；当有兼夹症时，若夜啼夹滞可加用保和丸，若夜啼夹阳虚可加用附子理中丸。

2. 外治法

（1）推拿疗法　分手阴阳，运八卦，平肝木，揉百会、安眠（翳风与风池连线之中点）。按摩百会、四神聪、脑门、风池，由轻到重，交替进行。患儿惊哭停止后，继续按摩 2～3 分钟。

寒啼者加补脾土，摩腹，揉足三里，揉关元。热啼者加掐总筋，揉小天心，泻小肠。惊啼者加掐神门，揉印堂，揉太冲。夹滞者加清补脾胃，揉中脘，摩腹。夹阳虚者加揉命门，推背。

（2）针灸疗法　针刺可取中冲、百会穴。艾灸可将艾条燃着后在神阙周围温灸，不能触到皮肤，以皮肤潮红为度。每日 1

次，连灸7日。寒啼者加神阙、关元。热啼者加大陵、少商。惊啼者加神门、行间。夹滞者加中脘、足三里。夹阳虚者加肾俞、命门。

（3）药物外治　干姜粉、艾叶适量，炒热布包，熨小腹，从上至下，反复多次。丁香、肉桂、吴茱萸等量研细末，置于普通膏药上，贴于脐部。用于脾寒气滞证。新生儿及婴儿用醋调或水调直接敷于脐部，避免膏药损伤皮肤。

【食疗方药】

1. 葱姜红糖饮

葱根2根，切断，生姜2片，红糖15g，水煎开3分钟，热饮频服。适用于脾寒气滞。

2. 莲子饮

莲子50g，加冰糖20g，熬水代茶饮。适用于心经积热。

3. 冰糖百合龙骨饮

将鲜百合20g洗净，加龙骨30g，冰糖适量，文火煮汁，至百合熟烂为止，取汤汁代茶饮。适用于暴受惊恐。

【预防与调护】

1. 孕妇及乳母不宜过食寒凉与辛辣热性食物，孕期适当补充钙剂。

2. 新生儿注意保暖而不过热，腹部保暖。

3. 保持环境安静，睡眠时光线适度。

4.乳儿喂食以满足需要而不过量为原则。

5.不要将婴儿抱在怀中睡眠，不通宵开启灯具，逐渐减少夜间哺乳次数，养成良好的睡眠习惯。

6.啼哭不止时，注意寻找啼哭原因，如饥饿、过饱、闷热、寒冷、虫咬、尿布浸渍、衣被刺激等，并予解决。

7.睡前进行排泄、换尿布。睡前让婴儿进行排泄，以免被小便、大便憋醒。临睡前换新的尿布，以免脏尿布引起不适而啼哭。

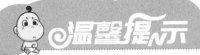

如果小儿夜啼并伴有吐奶、便秘等其他不适，应密切观察病情，及时到正规医院儿科就诊。

（申海滨）

二、汗证（小儿原发性多汗症）

汗证是指小儿由于阴阳失调、腠理不固，而致汗液外泄异常的一种病证。以全身或局部汗出异常，常伴有湿衣或湿枕为主要特征，多发生于5岁以内的小儿。本病常与遗传、日常调护失宜导致患儿体质虚弱有关。西医诊断中的小儿原发性多汗症即属于本病的范畴。若是维生素 D 缺乏性佝偻病、结核病、风湿病等患儿有多汗症状者，应以原发病治疗为主，临证当注意鉴别，以免延误治疗。

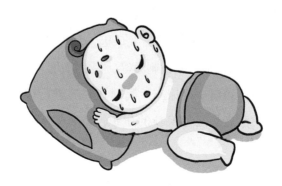

【病因】

1. 与遗传有关。母亲为易出汗体质，遗传给胎儿而诱发汗证。

2. 与日常调护失宜有关。调护过温致使易汗出。

3. 与热性病发病后未彻底治愈有关。

4. 与长期使用易致汗的药物有关。如发烧后过度使用退烧药。

【临床表现及诊断】

1. 多因遗传，或在热性病后，或长期使用易致汗的药物等情况后发病。

2. 小儿在正常环境和安静状态下，以全身或局部汗出异常为主要表现。寐则汗出，醒时汗止者为盗汗；不分寐寤而时时汗出者为自汗。多汗常湿衣或湿枕。

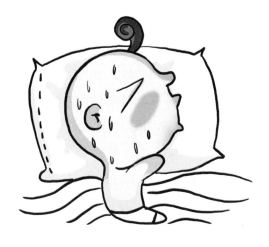

3.排除护理不当、气候变化等客观因素及其他疾病因素引起的出汗。

4.应进行血常规、血沉、抗链"O"、血清钙磷测定、结核菌素试验、X线胸片及腕骨片等，以除外其他疾病。

【并发症及危害】

1.汗多，若未能及时拭干，又易于着凉，造成呼吸道感染而发病。

2.汗多易脱水。

3.汗多会影响生长发育。

【中医治疗】

1. 内治法

治疗汗证中医从虚实论治，以"虚则补之，实则泻之"为基本原则。补法用于虚证，应视气血阴阳虚损的不同而补之；实证当予疏利。不同的证型分别治以益气固表敛汗、调和营卫、益气养阴、清心泻脾等，并佐以消食、健脾等药物，使邪去正安，注意不可见汗止汗，或过早收敛，或一味收敛，以免邪滞留恋。

患儿若表现为自汗为主，或伴盗汗，头部、肩背汗出明显，动则益甚，神疲乏力，面色少华，平素易患伤风感冒，舌质淡，苔薄白，脉虚无力，指纹淡等，辨证属表虚不固，治以益气固表敛汗，可选用玉屏风散合牡蛎散加减。

若表现为以自汗为主或伴盗汗，汗出遍身，微微汗出，持续性汗出，或半身或局部出汗，轻微怕风，舌质淡红，苔薄白，脉缓等，辨证属营卫不和，治以调和营卫，可选用黄芪桂枝五物汤加减。

若表现以盗汗为主，常伴自汗，汗出遍身，汗出较多，神疲乏力，手足心热，舌质淡红，苔少或见剥苔，脉细弱或细数等，辨证属气阴亏虚，治以益气养阴，可选用生脉散加减。

若表现为自汗或盗汗，以头部或四肢为多，汗出肤热，汗液黏稠或色黄染衣，口臭或口舌生疮，口渴不欲饮，面赤唇红，小便色黄，舌质红，苔黄或腻，脉滑数，指纹紫滞等，辨证属脾胃积热，治以清心泻脾、清利湿热，可选用导赤散合泻黄散加减。

若表现为汗证同时有乳食积滞，不思饮食，口气秽臭，腹部胀满，大便秘结等症状，辨证属汗证夹滞，治以益气固表，兼以消食导滞，可在益气固表的基础上加用保和丸加减。

若表现为汗证同时有神疲体倦，少气懒言，气短乏力，腹胀便溏，食少纳呆等症状，辨证属汗证夹脾虚，治以调和营卫，兼以健脾开胃，可在调和营卫的基础上加用健脾丸加减。

当然中医学讲求辨证论治为主，根据不同临床症状、舌脉来辨证处方用药，详情请到医院咨询中医儿科医生。

常备中成药：

玉屏风口服液，适用于表虚不固；

生脉饮口服液，适用于气阴亏虚；

虚汗停颗粒，适用于气阴亏虚；当有兼夹症时，若汗证夹滞可加用保和丸，若汗证夹脾虚可加用健脾丸。

2.外治法

（1）推拿疗法

①自汗：虚证，补脾经，揉肾顶，推补肾经，揉二人上马；实证，推补肾经，揉二人上马，清板门，清天河水，退六腑。

②盗汗：补肾经，揉肾顶，补脾经，补肺经，推三关，分阴阳，揉小天心。

（2）药物外治

①五倍子方：五倍子粉、煅牡蛎、丁香各适量，温水或醋调成糊状，敷于脐部神阙穴，或足底涌泉穴，用胶布固定，晚敷晨取。用于盗汗。

②五倍子散敷脐方：五倍子、郁金各等份，研末，温开水调敷脐部。可用于各种汗证。

③药浴疗法：五倍子、乌梅、艾叶适量，水煎浴足。用于自汗、盗汗。

④单验方：浮小麦30g，麻黄根10g。水煎代茶饮，用于自汗。

【食疗方药】

1. 糯米谷汤

糯米60g，盐2g。将糯米谷（带壳）60g，放入锅中，文火烤至爆开。将爆好的糯米谷放入瓦盅，加清水一碗，隔水炖煮，加盐少许，熟后可吃。适用于表虚不固。

2. 枣仁粥

酸枣仁60g，大米400g。将酸枣仁炒熟，放入铝锅内，加水适量煎熬，取其药液备用。将大米淘洗干净，放入锅内。倒入药液煎煮，待米熟烂时即成。适用于表虚不固。

3. 生姜粳米粥

粳米50g，生姜5片，连须葱数根，米醋适量。生姜捣烂。加入砂锅内，与粳米同煮成粥。粥将熟时放入葱、醋。适用于营卫不和。

4. 泥鳅汤

泥鳅100g，盐、水适量。泥鳅用温水洗去黏液，剖腹去肠洗净，沥干水分。将泥鳅用油煎至黄色。加水一碗半，煮沸后改中火煮，汤汁浓缩到一半时，加盐调味，一日内吃完。适用于气阴亏虚。

5. 丝瓜汤

丝瓜 200g，水发香菇 15g，香油 10g，味精 3g，精盐 15g，植物油 30g，清水 500g。丝瓜去皮，洗净。切成片。香菇择洗，切成块。待锅内油热，倒入丝瓜煸炒片刻，加盐。加入香菇块和清水同煮。加入味精、香油调味即成。适用于脾胃积热。

【预防与调护】

1. 进行适当的户外活动，加强体格锻炼，增强小儿体质。

2. 汗出过多应补充水分，进食易于消化、营养丰富的食物。勿食辛辣、煎炒、炙烤、肥甘厚味。

3. 积极治疗各种急、慢性疾病，注意病后调护。

4. 汗出衣湿后，应及时用柔软干毛巾拭干皮肤，或扑以滑石粉、龙骨粉、牡蛎粉等。更换干净内衣，避免直接吹风受凉。

5. 室内温度湿度要调节适宜，防止感冒。

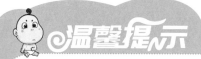

温馨提示

　　如果孩子在安静状态下，白天或夜间全身或某些部位汗出较正常小儿多，或伴有其他不适，应密切观察病情，及时到正规医院儿科就诊。

（申海滨）

三、急惊风（高热惊厥）

急惊风来势急骤，以高热、抽风、昏迷为主要表现。

【病因】

1.外感风热

小儿肌肤薄弱，卫外不固，若冬春之季，气候突变，寒温不调，风热之邪从口鼻或皮毛而入，易于传变，热极生风，或热盛生痰，痰盛动风，发生急惊风。

2.感受疫毒

冬春季节感受温热疫毒，不能及时清解，内陷厥阴；或夏季感受暑热疫毒，邪炽气营，蒙蔽清窍，引动肝风；或饮食秽毒，湿热疫毒蕴结肠腑，内陷心肝，均可发为急惊风。

3.暴受惊恐

小儿元气未充，神气怯弱，若乍见异物，卒闻异声，或不慎跌仆，暴受惊恐，致气机逆乱，痰升风动，发为急惊风。

【临床表现及诊断】

1.病史患儿常有感受风热、疫毒之邪或暴受惊恐病史。

2.本病3岁以下婴幼儿多见，5岁以上逐渐减少。以高热、抽风、昏迷为主要表现，可有原发性疾病的特征表现。

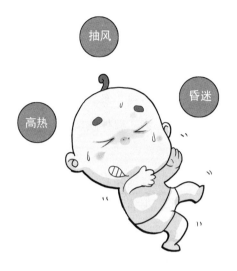

3.辅助检查：必要时可行血常规、大便常规、大便培养、脑脊液、脑电图、脑 CT 等检查协助诊断。

【并发症及危害】

1.智力低下。由于小儿刚出生没多久，身体的发育还不完善，再加上受到过度的惊吓，容易影响宝宝的脑发育，进而影响宝宝智力发育。

2.脑性瘫痪。

3.癫痫。如果惊风抽搐没有得到及时治疗，反复发作，可能会发展为癫痫。

【中医治疗】

1. 内治法

患儿若起病急，表现为发热，鼻塞，流涕，咽红，咳嗽，头痛，烦躁，神昏，抽搐等，辨证属外感风热，治以疏风清热、息风镇惊，可选用银翘散加减。

若惊厥出现在麻疹、流行性腮腺炎等疫病过程中，表现为高热不退，神昏，四肢抽搐，头痛呕吐，烦躁口渴，辨证属温热疫毒，治以平肝息风、清心开窍，可选用羚角钩藤汤加减。

若起病急骤，持续高热，神昏谵语，反复抽搐，头痛项强，呕吐，或嗜睡，或皮肤出疹发斑，口渴便秘等，辨证属暑热疫毒，治以清热祛暑、开窍息风，可选用清瘟败毒饮加减。

若表现为持续高热，昏迷，谵妄烦躁，频繁抽搐，腹痛呕吐，大便黏腻或夹脓血等，辨证属湿热疫毒，治以清热化湿、解毒息风，可选用黄连解毒汤合白头翁汤加减。

若平素情绪紧张，胆小易惊，暴受惊恐后出现惊惕不安，喜投母怀，面色乍青乍白，甚则抽搐、神志不清，大便色青等，辨证属暴受惊恐，治以镇惊安神、平肝息风，可选用琥珀抱龙丸合朱砂安神丸加减。

当然中医学讲求辨证论治为主，根据不同临床症状、舌脉来辨证处方用药，详情请到医院咨询中医儿科医生。

常备中成药：

儿童回春颗粒，适用于急惊风外感风热者。

八宝惊风散，适用于急惊风感受疫毒者。

牛黄镇惊丸，适用于急惊风感受疫毒者。

小儿惊风散，适用于急惊风暴受惊恐者。

2. 外治法

（1）体针　急惊风外感风热者，取穴人中、合谷、太冲、手十二井或十宣、大椎。其中人中穴向上斜刺，用雀啄法；手十二井或十宣点刺放血；其他各穴施捻转泻法，强刺激。感受湿热疫毒者，取穴人中、中脘、丰隆、合谷、内关、神门、太冲、曲池，施提插捻转泻法。暴受惊恐者，取穴印堂、内关、神门、阳陵泉、四神聪、百会，施捻转泻法。留针不超过20分钟。

（2）耳针　取心、肝、交感、神门、皮质下，毫针强刺激。

【食疗方药】

外感风邪时，饮食清淡素食。高热时以素流食或素半流食为宜，热退惊止后酌情以软饭或普通饮食。高热惊厥时或温病惊厥后，夏季给以西瓜汁、番茄汁，冬季以鲜橘汁、苹果泥，痰多时以白萝卜汁或荸荠汁。

【预防与调护】

1. 对于惊风发作中的患儿，切勿强制按压，以防骨折；要采取头侧位，保持呼吸道通畅，及时清除鼻腔、口腔分泌物，必要时吸痰；将压舌板用纱布包裹放在患儿上下牙齿之间，防止咬伤舌体。

2. 积极治疗原发病，防止惊厥反复发作。

3. 按计划免疫接种，预防传染病。

温馨提示

对于发热患儿，尤其既往有热性惊厥史者，要及时控制体温，密切观察病情，必要时到正规医院儿科就诊。

（曹煜　熊霖）

四、小儿多动症

小儿多动症又名注意缺陷多动障碍（ADHD），是一种较常见的小儿行为障碍性疾病。以注意力涣散，活动过多，情绪不稳，冲动任性，自我控制能力差并有不同程度的学习困难，但智力正常或基本正常为主要临床特征。患儿中男孩多于女孩，比例为（4～9）：1，好发年龄为6～14岁。

本病根据临床表现似属于中医学"躁动""失聪""健忘"等病证。国内从20世纪80年代开始对小儿多动症进行了多方面的综合研究，并从中医药的角度认识与研究本病。鉴于国内外西医应用中枢神经兴奋剂治疗本病，虽可使部分病儿得到改善，但因具有食欲不振、头晕、抑制生长发育等副作用和复发率高而影响其广泛应用。近年来，中医药治疗本病表现出疗效好和副作用少等优点。

【病因】

本病的病因尚不清楚，目前认为是多种因素相互作用所致。可能的因素有以下几个方面：

1. 遗传因素

多数学者认为该病是多基因遗传病。

2. 大脑发育异常

神经解剖学异常、神经生理学异常及神经生化异常。

3. 孕期及分娩因素

母孕期吸烟和饮酒，患儿早产、产后出现缺血缺氧性脑病，以及甲状腺功能障碍。

4. 疾病因素

小儿期疾病如病毒感染、脑膜炎、脑炎、头部损伤、癫痫等。

5. 饮食营养因素

营养不良、与饮食相关的致敏反应、服用过多含食物添加剂的饮料或食物、小儿铁、锌缺乏、血铅水平升高等可增加小儿患该病的危险性。

6. 家庭社会心理因素

父母关系不和，家庭破裂，教养方式不当，父母性格不良，母亲患抑郁症，父亲有冲动、反社会行为或物质成瘾，家庭经济困难，童年与父母分离、受虐待，学校的教育方法不当等均可增加小儿患该病的风险。

【临床表现及诊断】

1. 注意缺陷

表现为与年龄不相称的明显注意集中困难和注意持续时间短暂。患儿常常在听课、做作业或其他活动时注意难以持久，容易因外界刺激而分心。在学习或活动中不能注意到细节，经常因为粗心发生错误。注意维持困难，经常有意回避或不愿意从事需要较长时间持续集中精力的任务，如课堂作业或家庭作业。做事拖拉，不能按时完成作业或指定的任务。患儿平时容易丢三落四，经常遗失玩具、学习用具，忘记日常的活动安排，甚至忘记老师布置的家庭作业。

2. 活动过多

表现为患儿经常显得不安宁，手足小动作多，不能安静坐着，在座位上扭来扭去。在教室或其他要求安静的场合擅自离开座位，到处乱跑或攀爬。难以从事安静的活动或游戏，一天忙个不停。

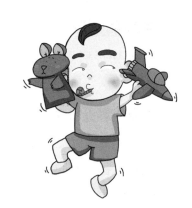

3. 行为冲动

在信息不充分的情况下快速地做出行为反应。表现冲动，做事不顾及后果、凭一时兴趣行事，为此常与同伴发生打斗或纠纷，造成不良后果。在别人讲话时插嘴或打断别人的谈话，在老师的问题尚未说完时便迫不及待地抢先回答，不能耐心地排队等候。

4. 学习困难

因为注意障碍和多动影响了患者在课堂上的听课效果、完成作业的速度和质量，致使学业成绩差，常低于其智力所应该达到的学业成绩。

5. 神经系统发育异常

患儿的精细动作、协调运动、空间位置觉等发育较差。如翻手、对指运动、系鞋带和扣纽扣都不灵便，左右分辨困难。少数患儿伴有语言发育延迟、语言表达能力差、智力偏低等问题。

6. 品行障碍

本病和品行障碍的共病率高达 30%～58%。品行障碍表现为攻击性行为，如辱骂、打伤同学、破坏物品、虐待他人和动物、性攻击、抢劫等，或一些不符合道德规范及社会准则的行为，如说谎、逃学、离家出走、纵火、偷盗等。

【并发症及危害】

有 60%～70% 到了成人仍遗留有症状，以"注意缺陷"为主要表现，"活动过多"会减少。由于患者冲动，行事鲁莽草率，易于与同事发生冲突，容易因冲动而经常变换工作，开车容易冲动、不遵守交通规则造成交通事故，从而影响患者成年后的学业、工作及家庭关系、社交能力。

【中医治疗】

本病的治疗应采取综合措施，应从生物（如治疗病患，提高素质）、社会（如协调家庭、学校和社会的关系）和心理（如教育、训练和行为矫正治疗）等方面相结合治疗，患儿、家长、医师、教师四方面相互配合，才能取得良好的效果。中医药治疗应以调理脏腑、平衡阴阳为原则。

1.内治法

若患儿表现多动不安，冲动任性，急躁易怒，注意力不集中，做事莽撞，或好惹扰人、常与人打闹，或面赤烦躁，大便秘结，小便色黄等，辨证属心肝火旺，治以清心平肝、安神定志，可选用安神定志丸加减。

若表现多动难静，烦躁不宁，冲动任性，难以制约，兴趣多变，神思涣散，注意力不能集中，胸中烦热，食量少，睡眠差，口渴，大便燥结等，辨证属痰火扰心，治以清热泻火、化痰宁心，可选用黄连温胆汤加减。

若表现为多动难静，急躁易怒，冲动任性，难于自控，神思涣散，注意力不集中，难以静坐，或有记忆力欠佳、学习成绩低下，或有遗尿、腰酸乏力，或有五心烦热、盗汗、大便秘结等，辨证属肝肾阴虚，治以滋养肝肾、平肝潜阳，可选用杞菊地黄丸加减。

若表现为神思涣散，注意力不能集中，神疲乏力，形体消瘦或虚胖，多动而不暴躁，言语冒失，做事有头无尾，睡眠不熟，记忆力差，伴自汗盗汗，偏食纳少，面色无华等，辨证属心脾两虚，治以养心安神、健脾益气，可选用归脾汤合甘草小麦大枣汤加减。

当然中医学讲求辨证论治为主，根据不同临床症状、舌脉来辨证处方用药，详情请到医院咨询中医儿科医生。

常备中成药：

静灵口服液，适用于肝肾阴虚证。

小儿智力糖浆，适用于心肾不足，痰浊阻窍证。

归脾丸，适用于心脾两虚证。

多动宁胶囊，适用于肝肾阴虚证。

2. 外治法

（1）推拿疗法　补脾经，揉内关、神门，按揉百会，摩腹，按揉足三里，揉心俞、肾俞、命门，捏脊，擦督脉、膀胱经第一侧线。

（2）耳穴压药　主穴取脑干、枕穴、神门。肝肾阴虚配肝、肾耳穴；心脾不足配心、脾耳穴。方法是将王不留行用胶布贴于一侧耳穴，按压刺激，于饭前为佳，每日 3 次，每次半分钟至 1 分钟，连续 5 天换另一耳，左右耳交替，20 天为 1 疗程，休息 1 周，重复治疗，共 1 ～ 6 个月。

【食疗方药】

1. 酸枣仁莲子粥

莲子去心 30g，酸枣仁 10g（煎煮取汁），大米 100g，大米与莲子同煮，待熟时加入酸枣仁汁煮至粥状，加适量白糖，分数次温食。适用于心脾两虚。

2. 钩藤燕麦粥

钩藤 9g 先煎汁，燕麦片 60g，同加水煮粥，待熟时加白糖食之。用于心肝火旺。

1. 孕妇应保持心情愉快，精神安宁，饮食清淡而富于营养，谨摄寒温，规律作息，劳逸适度，避免情绪过激，慎用药物，禁烟酒。定期做产前检查，避免早产、难产、新生儿窒息及新生儿脑损伤。

2. 注意防止小儿脑外伤、中毒及中枢神经系统感染。

3. 提高双亲的文化修养，创造安静和谐的家庭环境。

4. 保证小儿规律性的生活，培养良好的生活习惯，睡眠充足、饮食合理而富有营养。

5. 注意早期发现小儿的异常表现，及早进行疏导及治疗，防止攻击性、破坏性及危险性行为发生。

6. 关心体谅患儿，对其行为及学习进行耐心的帮助与训练，要循序渐进，不责骂不体罚，稍有进步，给予表扬和鼓励。

7. 保证患儿营养，补充蛋白质、水果及新鲜蔬菜，避免食用有兴奋性和刺激性的饮料和食物。

（熊 霖）

五、多发性抽动症

多发性抽动症又称抽动－秽语综合征、抽动障碍等，主要表现为不自主的、反复的、快速的一个或多个部位肌肉运动抽动和发声抽动的综合征，并可伴有注意力不集中、多动、强迫动作和思维，以及其他行为症状。大多起病于儿童和青少年时期。本病的特点是抽动症状可时轻时重，呈波浪式进展，间歇或静止一段时间，新的抽动症状可以代替旧的抽动症状，或在原有抽动症状的基础上出现新的抽动症状。本病患儿大多预后良好，有50%的患儿完全恢复，约40%的患儿部分改善，仅约5%患儿持续到成年，罕见进展为精神分裂症者。男性患者预后较女性患者好。本病不影响患者的寿命。

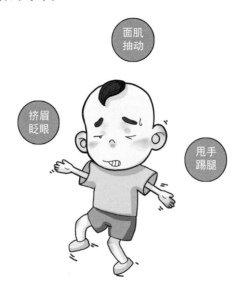

中医古籍中无本病的病名，根据"怪病多责之于痰，抽动多责之于风"的理论，本病与风证、痰证相关，属惊风、抽搐、肝风、瘛疭等范畴。

【病因】

本病的病因尚未明确，可能的因素有以下几个方面。

1. 遗传因素，常染色体显性遗传或多基因遗传等。

2.神经生理因素，产伤、窒息、基底节发育异常等。

3.生化代谢因素，神经递质、内分泌功能失调。

4.社会环境因素，如环境污染、精神创伤、紧张等。

【临床表现及诊断】

1. 运动性抽动

表现为不自主地肌肉抽动，一般首发于面部，表现眼肌、面肌、颈肌或上肢肌反复迅速不规则地抽动，如挤眉、眨眼、咧嘴、耸鼻、面肌抽动、仰头、甩头等，症状加重出现肢体及躯干不自主运动，如扭肩、甩手、鼓腹、踢腿、跺脚等。可因感冒、压力过大、精神紧张、情绪激动、久看电视或久玩电子游戏等因素而加重或反复。

2. 发声性抽动

表现为异常的发音，如喉中吭吭、咯咯、吼叫声、呻吟声；有的患儿无意识刻板地发出咒骂，说粗俗、淫秽语言（秽语症）等。

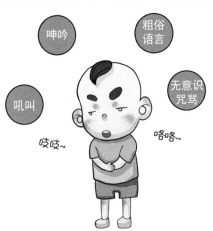

小儿常见病
中医药防治手册

此外，部分患儿可伴有情绪行为症状，如急躁易怒、胆小、任性、自伤或伤人；也可共患一种或多种心理行为障碍，包括小儿多动症、学习困难、强迫障碍、睡眠障碍、品行障碍等。

【并发症及危害】

常见情绪障碍、强迫症、注意缺陷、多动、学习困难、违纪行为、猥亵和攻击行为、社会适应困难等。有的患者有反复洗手和检查门锁等强迫行为，以及指甲严重咬伤、拽头发、挖鼻孔、咬嘴唇或舌等自残行为。

【中医治疗】

本病应药物治疗与心理行为治疗并重，同时注意生活饮食调理，避免食用含食物添加剂及咖啡因的饮料食品；规律作息，避免过度紧张疲劳，适当参加体育和文娱活动。中医药治以息风止动为基本治疗原则。

1. 内治法

若患儿表现挤眉眨眼，喉中异声或秽语，每于感冒后症状加重，常伴鼻塞流涕，咽红咽痛，或有发热等，辨证属外风引动，治以疏风解表、息风止动，可选用银翘散加减。

若表现为挤眉眨眼，摇头耸肩，噘嘴踢腿，抽动频繁有力，不时喊叫，声音高亢，急躁易怒，自控力差，伴头晕头痛，面红目赤，或腹动胁痛，便干尿黄等，辨证属肝风内动，治以平肝潜阳、息风止动，可选用天麻钩藤饮加减。

若表现为头面、躯干肢体肌肉抽动，动作快而多且有力，喉中痰鸣，异声秽语，偶有眩晕，睡眠多梦，喜食肥甘厚味，烦躁易怒，口苦口干，大便秘结，睡中易惊等，辨证属痰火扰神，治以清热化痰、息风止动，可选用黄连温胆汤加减。

若表现为抽动无力，时轻时重，眨眼皱眉，咧嘴耸鼻，腹部抽动，喉出怪声，精神倦怠，面色萎黄，食欲不振，形体消瘦，性情急躁，睡眠不安，大便稀溏，辨证属脾虚肝旺，治以扶土抑木、调和肝脾，可选用缓肝理脾汤加减。

若患病时间较久，表现为挤眉弄眼，摇头扭腰，肢体抖动，咽干清嗓，形体偏瘦，性情急躁，两颧潮红，五心烦热，睡眠不安，大便偏干等，辨证属肝肾阴虚，治以滋水涵木、柔肝息风，可选用大定风珠加减。

当然中医学讲求辨证论治为主，根据不同临床症状、舌脉来辨证处方用药，详情请到医院咨询中医儿科医生。

常备中成药：

菖麻熄风片，适用于肝风内动夹痰证。

九味熄风颗粒，适用于肾阴亏损，肝风内动证。

2. 外治法

（1）推拿疗法　推揉脾土，捣小天心，揉五指节，运内八卦，分阴阳，推上三关，揉涌泉、足三里。

（2）耳穴压药　王不留行贴压耳穴，主穴取肝、脾、心、肾上腺、皮质下、脑点、内分泌、丘脑及相应部位。痰火内扰证加肺、交感、神门；肝风内动证加结节下、耳中、艇中。每穴每天按压3次，于饭前为佳，每次1～3分钟，3日后更换1次，15次为1个疗程。休息1周，连续1～6个月。

【食疗方药】

1. 酸枣仁莲子粥

莲子去心 30g，酸枣仁 10g（煎煮取汁），大米 100g，大米与莲子同煮，待熟时加入酸枣仁汁煮至粥状，加适量白糖，分数次温食。适用于心脾两虚。

2. 钩藤燕麦粥

钩藤 9g 先煎汁，燕麦片 60g，同加水煮粥，待熟时加白糖食之。用于心肝火旺。

【预防与调护】

1. 注意孕期保健，孕妇应保持平和心态，避免情绪过激，生活规律，营养均衡，避开造成胎儿发育异常的可能性因素，避免产伤。

2. 避免患儿情绪波动过大，尽量不看电视，不玩电子产品，不看惊险刺激类节目及书籍。

3. 患儿饮食清淡，避免辛辣油腻，忌食兴奋性食物如巧克力、咖啡、可乐等，不吃或少吃含铅高的食物，少食方便食品及含有防腐剂、添加剂的食品。

4. 适度锻炼，增强体质，保证充足睡眠，维持规律的生活，预防感冒。

5. 家长不过分在精神上施压，少责罚多安慰；鼓励并引导患儿参加各种有趣的游戏和活动，转移其注意力；家长不要过度注意孩子，帮助患儿排除紧张感和恐惧感，创造和谐的家庭氛围，避免家庭纷争、家庭暴力等。

（熊　霖）

第八章　肾系疾病

一、遗尿（小儿遗尿症）

遗尿是指 5 岁以上的小儿不能自主控制排尿，经常睡中小便自遗，醒后方觉的一种病证，亦称"尿床""遗溺"。学龄儿童可因白天游戏玩耍过度，夜晚熟睡不醒，偶尔发生遗尿，均非病态。年龄超过 5 岁的儿童，睡中经常遗尿，轻者数夜一次，重者可一夜数次，则为病态。本病多见于 10 岁以下的儿童，男孩多于女孩，部分有家族遗传倾向。西医诊断中的小儿遗尿症即属于本病的范畴。

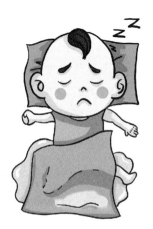

【病因】

1. 与家庭遗传有关。

2. 与先天发育迟缓有关。若大脑唤醒中枢发育延缓，则保持婴儿时期由低级中枢反射来完成的排尿模式，这种患儿常见其他发育延迟现象。

3. 与体力过度疲劳有关。孩子白天玩儿的比较累，晚上睡眠的时候就睡的很深不容易被唤醒，这种情况下孩子多数就会在梦境中出现尿床。

4. 与自幼缺乏教育有关。没有养成良好的夜间主动起床排尿习惯，任其自遗形成者。

5. 与心理因素有关。精神刺激、环境改变、紧张焦虑等因素也会导致遗尿的发生。

6. 与尿路病变有关。

【临床表现及诊断】

1. 可有不良排尿习惯，及过度疲劳、精神紧张等情况后发病。

2. 发病年龄常在 5 岁以上，寐中小便自出，醒后方觉。

3. 每周至少有 2 次出现症状，持续 3 个月以上。或自幼遗尿，没有连续 6 个月以上的不尿床期。

4. 尿常规、尿细菌培养均无异常，泌尿系统 B 超或可见膀胱容量小，腰腿部 X 线或核磁共振检查或可见隐性脊柱裂。

【并发症及危害】

1. 影响生殖系统的生长发育。

2. 遗尿后易受凉可导致感冒发烧。

3. 长期遗尿，可影响小儿身心健康发育。在心理方面会出现羞愧、自卑、内疚、胆怯、恐惧、焦虑，久而久之，引起人格改变，表现性格内向、孤僻、不合群、神经质或有暴力倾向等。

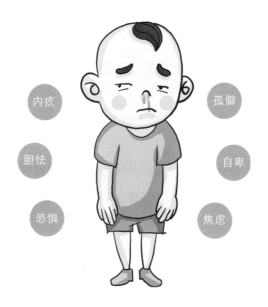

【中医治疗】

1. 内治法

治疗遗尿中医以温补下元、固摄膀胱为基本原则。不同的证型分别治以温补肾阳、补肺健脾、清心滋肾、清利湿热等，并佐以消食、镇惊等药物。

患儿若表现为睡中经常遗尿，醒后方觉，天气寒冷时加重，小便清长，神疲乏力，面色少华，形寒肢冷，腰膝酸软，舌淡苔薄白或白滑，脉沉细或沉弱等，辨证属下元虚寒，治以温补肾阳、固摄止遗，可选用菟丝子散合桑螵蛸散加减。

若表现睡中遗尿，日间尿频而量多，面色少华或萎黄，神疲乏力，纳少便溏，自汗，动则多汗，易感冒，舌淡苔薄白，脉弱无力等，辨证属肺脾气虚，治以补肺健脾、固摄小便，可选用补中益气汤合缩泉丸加减。

若表现梦中遗尿，寐不安宁，多梦易惊，烦躁叫扰，多动少静，记忆力差，或五心烦热，形体较瘦，舌红苔少，脉沉细数等，辨证属心肾失交，治以清心滋肾、安神固脬，可选用交泰丸合导赤散加减。

若表现为睡中遗尿，小便量少色黄，气味腥臊，性情急躁，夜卧不安或梦语，甚者目睛红赤，舌红苔黄腻，脉滑数等，辨证属肝经湿热，治以清利湿热、泻肝止遗，可选用龙胆泻肝汤加减。

若表现为遗尿同时有乳食积滞，不思饮食，口气秽臭，腹部胀满，大便秘结等症状，辨证属遗尿夹滞，治以温补肾阳，兼以消食导滞，可在温补肾阳的基础上加用保和丸加减。

若表现为遗尿同时有烦躁不安，惊惕啼叫，寐不安宁，多梦易惊等症状，辨证属遗尿夹惊，治以补肺健脾，兼以安神镇惊，可在补肺健脾的基础上加用琥珀抱龙丸加减。

当然中医学讲求辨证论治为主，根据不同临床症状、舌脉来辨证处方用药，详情请到医院咨询中医儿科医生。

常备中成药：

五子衍宗丸，适用于下元虚寒；

缩泉丸，适用于下元虚寒；

交泰丸，适用于心肾失交；

补中益气丸，适用于肺脾气虚；

龙胆泻肝丸，适用于肝经湿热。

2. 外治法

（1）针灸疗法　针刺百会、神门、关元、气海、中极、三阴交、肾俞、膀胱俞。在关元、中极、三阴交用艾条进行雀啄灸，每穴10分钟。下元虚寒者加命门、肾俞。肺脾气虚者加肺俞、脾俞。心肾失交者加内关、遗尿点。肝经湿热者加行间、中极。夹滞者加中脘，足三里。夹惊者加神门、四神聪。

（2）推拿疗法　揉丹田200次，摩腹20分钟，揉龟尾30次。较大儿童可用擦法。摩擦肾俞、八髎，以热为度，1日1次。下元虚寒者加补脾经，清肝经，补肾经，推三关，揉外劳，揉二马，运水入土，按揉百会，揉丹田，按揉肾俞，擦腰骶部，按揉三阴交。肺脾气虚者加补脾经，补肺经，清肝经，推三关，揉外劳，按揉百会，清小肠，按揉肺俞、脾俞，擦腰骶部，按揉三阴交、足三里，捏脊。心肾失交者加补心经，补肾经，清天河水，揉内劳，揉二马，揉肾顶，按揉百会，按揉丹田，按揉心俞，按揉肾俞，上推七节骨，按揉三阴交，按揉涌泉，捏脊。肝经湿热者加清肝经，清天河水，清小肠，按揉百会，揉丹田，按揉肝俞，按揉膀胱俞，下推七节骨，按揉三阴交，摩腹，捏脊。夹滞者加清补脾胃，揉中脘，摩腹。夹惊者加清心经，清肝经，掐十王，掐老龙，水底捞明月，大清天河水。

（3）药物敷贴　取五味子、桑螵蛸、补骨脂各 40g，共研细末，姜汁调匀，每次 1 贴，外敷脐部，晨起取下，每晚 1 次。

（4）行为疗法

①膀胱功能训练：白天鼓励患儿多饮水，尽量延长两次排尿之间的时间间隔，并鼓励患儿在排尿过程中中断 1～10 秒后再把尿排尽，以训练膀胱括约肌功能，达到自主控制排尿的目的。

②夜间叫醒法：掌握患儿夜间排尿规律，家长定时唤醒孩子排尿，较大患儿可用闹钟唤醒。鼓励患儿醒后自主排尿，以站起后主动排尿为目的。

【食疗方药】

1. 韭菜根汁

韭菜根 25g，将韭菜根洗净后，放入干净纱布中绞取汁液，煮开温服。适用于下元虚寒。

2. 山药粥

山药 100g，粳米 60g，冰糖适量，熬成稀粥进行温服。适用于肺脾气虚。

3. 芝麻枣桂粥

粳米 150g，黑芝麻 20g，枣（干）25g，桂圆 30g，白砂糖 30g。黑芝麻下锅，小火炒香，研成粉末备用。粳米淘洗干净，用冷水浸泡半小时，捞出沥干水分。将红枣及桂圆洗净、去核。锅内加入 1500mL 冷水，放入粳米和红枣及桂圆，旺火烧沸。改用小火熬煮，待米粥烂熟。加入黑芝麻及白糖，稍煮片刻即可食用。适用于心肾失交。

4. 赤豆薏米粥

赤小豆 30g，生薏苡仁 30g，以上二味加适量水煮至薏苡仁熟烂。适用于肝经湿热。

5. 李子茶

鲜李子 150g，绿茶 2g，蜂蜜 25g，将鲜李子剖开后置锅内，加水 400mL，煮沸 3 分钟，再加茶叶与蜂蜜，沸后起锅取汁。适用于肝经湿热。

【预防与调护】

1. 培养良好的生活习惯，勿使患儿白天玩耍过度，避免过度疲劳及精神紧张。

2. 晚间入睡前两小时禁止饮水和食用含水分较多的食物和利尿食品。

3. 夜间尿湿后要及时更换裤褥，保持干燥及外阴部清洁。

4. 坚持排尿训练，夜间定时唤醒孩子排尿，使其习惯醒时主动排尿。

5. 耐心教育，不体罚，不责骂，消除紧张心理，建立信心，积极配合治疗。

如果孩子有遗尿的情况，应密切观察病情，及时到正规医院儿科就诊。

（申海滨）

二、五迟五软（发育迟缓、脑发育不良、脑瘫）

"五迟"指立迟、行迟、齿迟、发迟、语迟；"五软"指头 - 颈软、口软、手软、足软、肌肉软。"五迟"以发育迟缓为特征，"五软"以痿软无力为主症，两者既可单独出现，也常互为并见。本病多源于先天禀赋不足，少数由后天因素引起者，古代归属于"胎弱""胎怯"。本病可见于西医学之发育迟缓、脑发育不良、脑性瘫痪、智力低下等病证。

中医药防治手册
小儿常见病

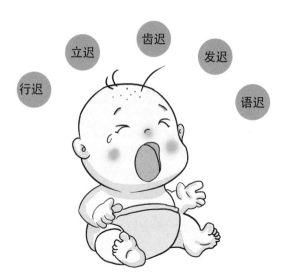

【病因】

"五迟""五软"病因包括先天因素及后天因素。病位主要在脾肾，可累及心肝。病机包括正虚和邪实两方面，正虚即五脏精气不足，气血亏虚；邪实为痰瘀阻滞心经脑络，心脑神明失主。

1. 先天因素

主要源于父母精血虚损不足；或孕期调摄不当，精神、起居、饮食、药物等因素影响胎儿，损伤胎元之气；或年高得子，或堕胎不成而成胎者，先天精气不足，脑髓未充，脏气虚弱，筋骨肌肉失养而成"五迟""五软"。

2. 后天因素

主要包括分娩时难产、产伤，使颅内出血，或生产过程中胎盘早剥、脐带绕颈，生后护理不当，发生窒息、中毒，损伤脑髓，瘀阻脑络；或大病之后失于调养，肢体活动失灵；或乳食不足，哺养失调，致脾胃亏损，气血虚弱，精髓不充，而致生长发育障碍，皆可致"五迟""五软"。

【临床表现及诊断】

1. 病史

可有孕期调护失宜、药物损害、产伤、窒息、早产，或喂养不当史，或有家族史，父母为近亲结婚或低龄、高龄产育者。

2. 临床表现

小儿 2～3 岁还不能站立、行走为立迟、行迟；初生无发或少发，随年龄增长，仍稀疏难长为发迟；12 个月时尚未出牙以及此后牙齿萌出过慢为齿迟；1～2 岁还不会说话为语迟。

小儿半岁前后头项软弱下垂为头项软；咀嚼无力，时流清涎为口软；手臂不能握举为手软；2 岁后还不能站立、行走为足软；肌肉松软无力为肌肉软。

3. 根据症状分辨轻重

"五迟""五软"仅见一二症，智力基本正常者为轻。

"五迟""五软"同时并见，病程长，且见肢体瘫痪、手足震颤、步态不稳、智力低下、痴呆、失语、失聪者为重。

4. 辅助检查

可行血液生化、头颅 CT、染色体等检查，寻找病因。

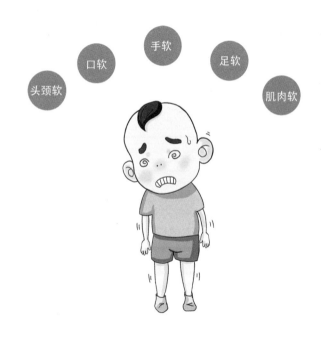

【并发症及危害】

本病若未及时就诊治疗可能导致发育不良，智力低下，不能正常行走、活动，不能与人交流等，患儿长大后生活不能自理，需要人长期照顾。

【中医治疗】

1. 内治法

"五迟""五软"多属虚证，以补为其治疗大法，着重补肾填髓、养肝强筋、健脾养心、补益气血；若因难产、外伤、中毒，或大病后等因素致痰瘀阻滞者，以涤痰开窍、活血通络为主。

若表现为坐、立、行走、牙齿发育明显迟于同龄小儿，颈项、肌肉痿软或肢体瘫痪，手足震颤，步态不稳，智能低下，或失语失聪，面容痴呆，辨证为肝肾不足证，治以滋养肝肾、填精补髓，方用六味地黄丸加减。

若表现为智力低下，面黄形瘦，语言迟钝，四肢痿软，肌肉松弛，多卧少动，步态不稳，食欲不佳，口角流涎，舌伸口外，咀嚼无力，头发稀疏枯槁，辨证为心脾两虚证，治以养心健脾、开窍益智，方用调元散合菖蒲丸加减。

若表现为失聪失语，意识不清，反应迟缓，动作不自主，或口角流涎，喉间痰鸣，或关节强硬，肌肉软弱，或癫痫发作，辨证为痰瘀阻滞证，治以涤痰开窍、活血通络，方用通窍活血汤合二陈汤加减。

当然中医学讲求辨证论治为主，根据不同临床症状、舌脉来辨证处方用药，详情请到医院咨询中医儿科医生。

常备中成药：

杞菊地黄丸，适用于肝肾亏虚证；

孔圣枕中丸，适用于肝肾亏虚证；

归脾丸，适用于心脾两虚证；

十全大补颗粒，适用于心脾两虚证。

2. 外治法

（1）推拿疗法

①头面部：坐位，推揉法往返操作瞳子髎、颊车、地仓、风池、哑门、百会、天柱等穴 5～6 次。

②颈及上肢部：坐位，推揉肩关节周围以及肱三头肌、肱二头肌至肘关节，向下沿前臂到腕部，往返数次。

③腰及下肢：俯卧位，用推法或擦法从腰部起向下到尾骶部、臀部，循大腿后侧往下至足跟，按肾俞、脾俞、肝俞、环跳、殷门、委中、承山等穴；接着取仰卧位，用揉法或擦法从腹股沟向下经股四头肌至小腿前外侧配合按伏兔、足三里、阳陵泉、解溪等穴，往返数次。

（2）艾灸疗法 灸法具有温通经络、行气活血、温肾壮阳之功。可选肢体穴位及心俞、脾俞、肾俞等腧穴，采用温和灸，每 1～2 日 1 次，10 次为 1 疗程。小儿皮肤薄嫩，应避免过度施灸，以免烫伤。

【食疗方药】

1. 鹿茸参杞五加粥

鹿茸 50g，高丽参 200g，枸杞子 200g，五加皮 200g，机器打粉，每次取 5g，调于稀粥中服用，每日 3 次。适用于腰脊脚膝筋骨弱而立迟、行迟者。

2. 养肾强骨猪蹄筋汤

猪蹄筋 30g，杜仲 10g，怀牛膝 10g，桑寄生 10g，陈皮 3g。先将猪蹄筋用清水浸一夜，翌日用开水浸泡 4 小时，再用清水洗净，与各药一起放入砂锅内，加水 250mL，煎成半碗水左右，去药渣，加姜、蒜、盐调味，饮汤吃筋。主治筋骨腰膝乏力而立迟、行迟者。

【预防与调护】

1. 大力宣传优生优育知识，禁止近亲结婚。

2. 注意孕妇保健，加强营养，防止外感、药物损害，避免早产、难产、产伤。

3. 婴儿应合理喂养，加强营养，注意防治各种急、慢性疾病。

4. 重视功能锻炼，加强语言、智力训练教育。

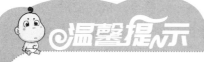

如果发现小儿出现坐、立、行走、说话、牙齿发育明显迟于同龄小儿，颈项、肌肉痿软或肢体瘫痪，步态不稳，智能低下等症，及时到正规医院儿科就诊。

（赖　蕾）

三、性早熟

性早熟指女孩 8 岁以前、男孩 9 岁以前出现第二性征的内分泌疾病。临床上性早熟分为真性、假性及不完全性三种类型，以真性性早熟最常见。真性性早熟中原因不明者，称为特发性真性性早熟。80%～90%的女性患儿为特发性真性性早熟，但男性患儿正好相反，多为器质性病变引起，故男性真性性早熟应重视，特别注意探查原发疾患。

性早熟多发于女性，女孩发病率为男孩的4～5倍，春夏季节发病的儿童明显多于秋冬季节，经济发达地区的发病率较高。随着社会经济的进步和环境的改变，本病发病率有逐步提高的趋势，目前已经成为儿科临床最常见的内分泌疾病之一。

虽然古代文献中无此病名。但早在《素问·上古天真论》中就明确指出："女子七岁，肾气盛，齿更发长；二七而天癸至，任脉通，太冲脉盛，月事以时下，故有子。""丈夫八岁，肾气实，发长齿更；二八，肾气盛，天癸至，精气溢泻，阴阳和，故能有子。"可见，人体正常的生长发育及性腺的成熟，主要靠肾气的充盛及"天癸"的期至。这些论述对预防与治疗本病有重要意义。

【病因】

1. 与社会环境有关。包括环境污染，过早接触性信息，如"儿童不宜"的影视作品等。

2. 与饮食有关。过食某些营养滋补品、含性激素的食物，或误服某些药物如避孕药等。

3. 疾病的影响，如颅内的肿瘤等。

【临床表现及诊断】

1. 临床表现

主要为第二性征提前出现。

女孩一般先有乳房增大，乳核形成，乳头增大，接着阴道分泌物增多，出现阴毛、腋毛，最后月经来潮，阴唇发育，色素沉着，皮下脂肪增多，出现女性体形。

男孩先睾丸增大，继之阴茎增粗，可有阴茎勃起，阴囊皮肤皱褶增加、着色，出现阴毛、腋毛、痤疮，以及胡须、喉结、变声，甚至有夜间遗精，同时伴有身高增长加速。

2. 辅助检查

（1）激素水平测定，显示激素增高。

（2）骨龄检测，往往较实际年龄提前。

（3）盆腔B超检查，显示女孩子宫、卵巢成熟度超过同年龄儿童。

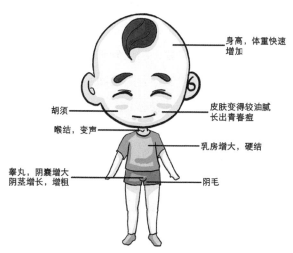

（4）头颅核磁共振成像（MRI），中枢神经系统器质性病变时，重点观察下丘脑及垂体部位可见有异常改变。

【并发症及危害】

成年后身高偏矮小，性行为提前，性格压抑等。

【中医治疗】

1. 内治法

若表现为女孩乳房发育及内外生殖器发育，或月经有提前来潮，男孩生殖器增大，声音变低沉，或表现为有阴茎勃起，伴颧红潮热、盗汗、头晕、五心烦热等，辨证属肾阴不足、阴虚火旺，治以滋阴降火，可选用知柏地黄丸加减。

若表现为女孩乳房及内外生殖器发育，或有月经来潮，男孩阴茎及睾丸增大，声音变低沉，面部痤疮，或有阴茎勃起和射精，伴胸闷不舒或乳房胀痛、心烦易怒、经常叹息等，辨证属肝郁化火，治以疏肝清热、解郁散结，可选用丹栀逍遥散加减。

若表现为女孩乳房发育，阴道分泌物增多，月经来潮，男孩阴茎及睾丸增大，喉结明显，有阴茎勃起，伴形体偏胖、少动懒言、纳食量少等，辨证属痰热互结，治以化痰清热、健脾利湿，可选用二陈汤合二妙散加减。

当然中医学讲求辨证论治为主，根据不同临床症状、舌脉来辨证处方用药，详情请到医院咨询中医儿科医生。

常备中成药：

知柏地黄丸，适用于阴虚火旺证。

大补阴丸，适用于阴虚火旺证。

丹栀逍遥丸，适用于肝郁化火证。

2. 外治法

耳穴贴压法 取交感、内分泌、肾、肝、神门、脾。方法：将带有王不留行籽的胶布贴于相应穴位处，每日于饭前手指按压贴敷处，每日按压 3 次，每次 1 ～ 3 分钟，使耳郭有发热胀感。3 日换贴 1 次，两耳交替。用于阴虚火旺证、肝郁化火证。

【预防与调护】

1. 孕妇及幼儿禁止服用含有性激素类的滋补品，如人参蜂皇浆、鹿茸、新鲜胎盘、花粉等，以预防假性性早熟的发生。

2. 哺乳期妇女不服避孕药。

3. 儿童少食反季节的蔬菜、水果；少食用膨化、油炸类及高热量、高脂肪类食物；不使用含激素的护肤品；不看"儿童不宜"的影视作品。

4. 适当运动，锻炼身体，控制体重，避免肥胖。

5. 家庭应给孩子创造适合儿童身心发展的教育环境。避免孩子以成人的衣着打扮，使孩子在生理和心理上都符合年龄特点。

6. 特发性性早熟对患儿无大碍，家长要解除思想顾虑，同时注意保护孩子，避免遭受凌辱，造成身心创伤。

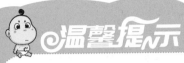

温馨提示

　　对已有心理问题的性早熟患儿，应及早寻求心理医生帮助，进行心理疏导。

（熊　霖）

小儿常见病
中医药防治手册

第九章　其他常见疾病

一、奶癣（婴儿湿疹）

奶癣，又名胎疮，现多称婴儿湿疹，是婴幼儿期常见的一种皮肤病。临床以皮损形态多样，对称分布，剧烈瘙痒，有渗出倾向，反复发作为特征。皮疹常对称发生于面颊、额部及头皮，少数可累及胸背及上臂等处，多在出生后 1 个月至 1 岁发病，一般 1～2 岁之后逐渐减轻，大多自愈，少数可迁延不愈。本病可局限或泛发，无明显季节性，患儿常有家族过敏史。

【病因】

本病多由先天和后天因素引起。常因先天禀赋不耐，或后天乳食不当，脾胃受损，湿热内生，复受风湿热邪侵袭，内外邪气相搏，郁于肌肤所致。

1. 禀赋不足，胎火湿热遗留

小儿先天禀赋不足，怀孕时母亲喜食辛辣香燥之物，湿热内蕴，母体胎火湿热遗于小儿，蕴阻于肌肤发为湿疹。

197

2. 风湿热邪入侵

小儿肌肤娇嫩，易感外邪。风邪挟湿热入侵，风湿热邪相互搏结，浸淫肌肤发为湿疹。

3. 乳食不当，调护失宜

小儿喂养不当，脾胃受损，脾虚湿盛，外溢肌肤；或湿邪停聚郁而生热，湿热搏结肌肤；或因调护不当，接触过敏物质、衣物摩擦及肥皂水洗等刺激，均可诱发湿疹。

【临床表现及诊断】

1. 本病好发于患儿头面部，严重者可延及躯干和四肢，常对称分布，皮损形态多样。皮肤初为丘疹及红斑，很快变成丘疱疹及小水疱，疱破后糜烂，有明显的黄色渗液或覆以黄白色浆液性结痂，或以干燥、脱屑、苔藓样变为主，常反复发作。

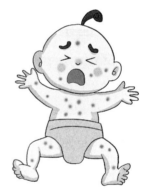

2. 多伴有明显瘙痒，甚至剧痒，搔抓、热水烫洗等可致皮损加重；皮疹泛发而严重的患儿可伴有睡卧不安、烦躁啼哭、食欲减退、低热等全身症状。

3. 辅助检查：血常规检查可有嗜酸性粒细胞增多，部分患儿可有血清 IgE 增高。

【并发症及危害】

1. 婴儿湿疹若不及时治疗易转变为慢性，反复发作，易致色素沉着。

2.本病常伴剧烈瘙痒，烦躁不安，由于奇痒，不仅给患儿带来痛苦，而且会影响患儿饮食及睡眠，从而影响孩子的正常发育，过分抓挠则会引起皮肤和局部感染，甚至发生败血症等严重疾病。

【中医治疗】

1.内治法

若患儿发病较快，皮损见红斑、丘疹、水疱破溃后糜烂，黄水浸淫，或有结痂瘙痒难忍，伴烦躁不安或啼哭不宁，食欲不振，小便短赤，大便干结，辨证为急性湿疹，湿热俱盛证，治以清热利湿。祛风止痒，方用消风导赤汤加减。

若患儿发病较缓，皮疹暗红不鲜，有水疱、渗液，部分干燥结痂，瘙痒，伴有饮食差，腹胀腹泻，或吐乳，辨证为亚急性湿疹，脾虚湿盛证，治以健脾除湿止痒，方用除湿胃苓汤加减。

若本病病程久，皮损反复发作，皮肤粗糙肥厚，皮疹干燥、脱屑，色素沉着，苔藓样改变，分布局限，瘙痒难忍，伴夜寐不安，大便干结，辨证为慢性湿疹，血虚风燥证，治以养血润燥、祛风止痒，方用养血定风汤加减。

当然中医学讲求辨证论治为主，根据不同临床症状、舌脉来辨证处方用药，详情请到医院咨询中医儿科医生。

常备中成药：

消风止痒颗粒，适用于湿热俱盛证；

防风通圣丸，适用于湿热俱盛证。

2. 外治法

（1）急性期

①仅有潮红、丘疹，无水疱、糜烂、渗出时，可选用清热止痒之剂，如用三黄洗剂或炉甘石洗剂外搽。

②若急性期红肿、渗液明显时，可选用清热解毒收敛之品，如 10% 黄柏溶液，或黄柏、地榆、马齿苋、野菊花、黄芩、苦参水煎放凉后湿敷。

③皮肤康洗液：用于急性湿疹，瘙痒，红斑、丘疹、水疱，渗出、糜烂。一次适量，外搽皮损处，有糜烂面者可稀释 5 倍后湿敷，1 日 2 次。

（2）慢性期　皮损粗糙肥厚、苔藓样变，用 5% ～ 10% 硫黄软膏外搽。

此外，还可采用敷脐疗法。取中药消风导赤散（地黄、赤茯苓、牛蒡子、白鲜皮、金银花、薄荷、木通、黄连、荆芥、肉桂、甘草），将其粉碎后混合成药末，每次取适量填脐，外用纱布、绷带固定，隔日换药，7 日为 1 疗程。

【预防与调护】

1. 避免接触可能诱发湿疹的各种因素，如皮毛、花粉、油漆、化纤衣物等。

2. 乳母不宜过食辛辣香燥、鱼虾、鸡、鸭、牛、羊肉等发物；患儿忌食虾、蟹、鱼、牛、羊肉等厚味之品。

3. 避免不良刺激，患处忌用热水擦洗或使用肥皂及碱性刺激物；痂皮厚者不宜硬性剥除痂皮，应用消毒麻油湿润，再轻轻揩去痂皮。

4.保持皮肤清洁，避免搔抓，防止继发感染。修剪患儿指甲，可用纱布或袜子套住患儿两手，防止患儿搔抓和摩擦。

5.避免强烈日光照射，衣着不宜过厚，头部可戴柔软布帽，以减轻后枕部的摩擦。

6.急性发作期间暂缓预防接种，避免接触单纯疱疹的患者。

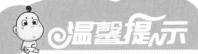

如果发现患儿丘疹、红斑、丘疱疹及小水疱较多，糜烂流黄水严重，反复干燥、脱屑、苔藓样变经久不愈，严重影响患儿休息及精神情况，请及时到正规医院儿科就诊。

（赖 蕾）

二、瘾疹（荨麻疹）

瘾疹为多种原因所致，以突发突消的风团伴瘙痒为主要临床特征的一种血管反应性皮肤病，本病无明显季节性，任何年龄均可见。儿童多见急性瘾疹，婴幼儿多见丘疹性瘾疹，西医诊断中的荨麻疹即属于本病的范畴。

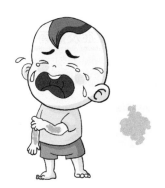

【病因】

中医学认为本病由风邪所致，与寒、热、湿及体虚有关，现代更提出了"禀赋不耐"，即患儿本身的体质因素是发生本病的基本原因。先天禀赋不耐之儿，风邪易入，夹热或寒，蕴于肌肤；或脾胃湿热，外感风邪而入，诱发于肌表所致；或湿热内生；或血虚生风。

西医学认为引起荨麻疹的原因有很多，如药物、食物、过敏、感染、自身免疫因素、精神因素、物理因素、遗传因素等。

【临床表现及诊断】

1. 病史：有明确的食物、药物、粉尘过敏，感染，昆虫叮咬等。

2. 皮肤突然发痒，很快出现大小、形状不等的淡红色风团，可散在或融合成片，无固定形态、时隐时现，数小时内可消失，消失后不留痕迹，但新的又可陆续发生，一日之内可反复多次。

3. 常伴有奇痒和灼热感，夜间难以入睡。

【并发症及危害】

1. 一旦发病要及时治疗，病程超过 3 个月转变为慢性荨麻疹不易治愈。

2. 荨麻疹在儿童中较常伴见发热和胃肠道表现，病情严重者可有心慌、烦躁、恶心呕吐，甚至昏厥，如果影响到呼吸道，则会导致喉头黏膜水肿，呼吸困难甚至窒息，危及生命。

小儿常见病
中医药防治手册

【中医治疗】

1. 内治法

若患儿表现为风团色红，焮热作痒，因热则发作或加剧，风吹凉爽则减轻或消失，或伴有恶风发热，口渴心烦，辨证为风热相搏证，治以疏风清热，方用消风清热饮加减。

若患儿表现为感受风寒发作或加剧，得暖则减轻或消失，或恶寒畏风，口不渴，辨证为风寒外袭证，治以疏风散寒，方用麻黄汤合桂枝汤加减。

若患儿风团多为丘疹样疹块，瘙痒剧烈，若摩擦或搔破可出水甚至溃烂，或伴有饮食差、大便不调等，辨证为风湿热淫证，治以疏风清热、除湿解毒，方用五味消毒饮加减。

若患儿风团或红或白，时消时发，奇痒难忍，伴时有脐周腹痛，嗜食异物，夜间磨牙，形体偏瘦，大便不畅等，辨证湿热生虫证，治以驱虫祛风，方用使君子散加减。

若患儿风团色淡或与皮肤颜色相同，反复发作，经年不愈，伴患儿素体多汗易感冒，往往在汗出冒风时出现风团，且风团可为点状伴瘙痒，病程较久，伴头昏、心烦、失眠、食欲不振等，辨证为气血两虚证，治以益气养血、祛风安神，方用归脾汤加减。

当然中医学讲求辨证论治为主，根据不同临床症状、舌脉来辨证处方用药，详情请到医院咨询中医儿科医生。

常备中成药：

荆防败毒散，适用于风寒外袭证；

防风通圣丸,适用于风湿热淫证;

湿毒清,适用于风湿热淫证。

2. 外治法

（1）药物外用　外洗方:蛇床子 20g,明矾、荆芥各 12g,花椒 6g,土茯苓、苦参、食盐各 30g,白鲜皮 15g,煎水外洗,用 2 ～ 6 剂,治婴幼儿荨麻疹;或晚蚕沙 30 ～ 100g,紫草 15g,煎汤趁热拭洗。

（2）针灸疗法　取风府、曲池、三阴交,宜泻法,留针 10 ～ 15 分钟。营血不足者,加补血海、公孙,每日或隔日 1 次;慢性以大肠俞为主;因食物、动风及伴腹痛腹泻者,加针足三里;胸闷气急加针合谷、内关;耳针肺区、肾上腺区、神门、内分泌区。

【食疗方药】

1. 绿豆刺蒺藜汤

绿豆 100g,刺蒺藜 15g。刺蒺藜纱布包,同绿豆加水煮汤,以蜂蜜调味,分次服用,用于风热相搏证。

2. 生姜糖梅饮

生姜 50g,葱白 30g,乌梅 15g。煎水,加红糖调味,分次服用,用于风寒外袭证。

3. 芝麻黑豆红枣汤

黑芝麻 10g,黑豆 30g,大枣 10 个,加水煮至黑豆烂熟。以红糖调味,分次服用,用于气血两虚证。

【预防与调护】

1.尽可能寻找并去除发病诱因,如停止食入或接触致敏物。

2.增强体质,可从平时保育着手,并配以适当药物,改善"禀赋不耐"的状况。

3.注意防止患儿搔抓损伤皮肤。

4.注意摄入富含维生素、纤维素的食物,保持大便通畅。

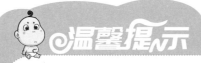

若患儿出现心慌、烦躁、恶心呕吐、呼吸困难、昏厥时,要及时送到正规医院儿科就诊。

（赖 蕾）

三、手足口病

手足口病是由于感受手足口病时邪引起的急性发疹性传染病。以手掌、足跖、口腔及臀等部位斑丘疹、疱疹,或伴发热为特征。本病一年四季可发病,夏秋季多见。本病传染性强,易暴发流行。西医诊断中的手足口综合征属于本病的范畴。

【病因】

1.基本病因

手足口病由肠道病毒感染而发病，但是多样性症状、重症 / 危重症患者的发病机制目前还不完全清楚。

一般认为，病毒通过消化道或呼吸道侵入机体后，主要与咽部和肠道上皮细胞表面相应的病毒受体结合，病毒和受体结合后经细胞内吞作用进入细胞。

肠道病毒主要在扁桃体、咽部和肠道的淋巴结大量复制后释放入血液，引起相应组织和器官发生一系列炎症反应，少数病人由于病毒在靶器官广泛复制而引起重症感染，可引起多种并发症。

2.诱发因素

免疫力低下的婴幼儿更易发病。

在儿童集体生活环境中，儿童易于接触到病毒污染的手、生活用品、食物以及玩具、与隐形感染者亲密接触，导致该病易于集中发病。

【临床表现及诊断】

1.病史

常在发病前 1～2 周有与手足口病患者接触史。潜伏期一般为 3～7 天，没有明显前驱症状。

2. 临床表现

（1）普通病例　可见发热伴手掌、足跖、口腔、臀部疱疹。起病急，发热多在38℃左右，伴头痛、咳嗽、流涕、口痛、纳差、恶心、呕吐等症。发热同时口腔黏膜出现疱疹，继而手足、臀部出现斑丘疹、疱疹。口腔疱疹以硬腭、颊部、齿龈、舌部为多，破溃后形成小溃疡。年幼儿常因口痛而烦躁哭闹、流涎拒食等。口腔疱疹后1～2天皮肤出现斑丘疹，很快变为疱疹，疱疹为圆形或椭圆形，如米粒至豌豆大小不等，壁厚较硬，不易破溃，疱浆少而混浊，周围有红晕。疱疹手足部多见，部分患儿腿、臀等部位也可见疱疹，呈离心性分布，躯干及颜面部极少。疱疹一般7～10天消退，疹退后无瘢痕及色素沉着。少数病人病后有"脱甲症"表现。部分病例可无发热。

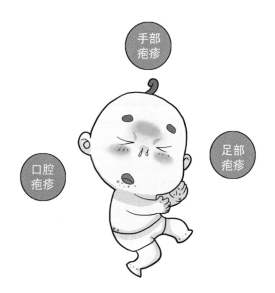

（2）重症病例　可见高热不退，头痛烦躁，嗜睡易惊，肢体抖动，甚至喘憋发绀，昏迷抽搐，汗出肢冷，脉微欲绝等症。

手足口病患儿临床要密切观察呼吸、心率、血糖等变化，以便对重症病例及早识别，进行救治。重症病例常见有神经系统受累，呼吸和循环功能障碍等表现，主要并发有神经系统疾病、神经源肺水肿等疾病。

3. 血液检查

普通病例血常规白细胞计数正常，淋巴细胞和单核细胞比值相对增高，重症病例白细胞计数明显升高。血生化检查部分病例有轻度的 ALT、AST、CK-MB 升高，重症病例可有肌钙蛋白 I（cTnI）、血糖升高。CRP 一般不升高。病原学检查肠道病毒（CoxA16、EV71 等）特异性核酸阳性或相关肠道病毒。取咽、气道分泌物，疱疹液，粪便标本的阳性率较高，应及时、规范留取标本，尽快送检。血清学检查急性期与恢复期血清 CoxA16、EV71 等肠道病毒中和抗体有 4 倍以上的升高。

【并发症及危害】

1. 继发性细菌性传染病是最常见的并发症，主要原因是儿童手足口的耐药性呈规律性下降，尤其易并发消化道和呼吸道细菌性传染病。

2. EV71 病毒感染引起的手足口病易发生重症肺炎、呼吸衰竭、心力衰竭等。

3. 少数重症患儿发病后迅速累及神经系统，表现为脑干脑炎、脑脊髓炎、脑脊髓膜炎等，发展为循环衰竭、神经源性肺水肿的患儿死亡率较高。

【中医治疗】

1. 内治法

治疗手足口病中医以清热解毒祛湿为基本原则。轻症治以宣肺解表、清热化湿，重症治以清气凉营、解毒祛湿。出现邪毒内陷或邪毒犯心变证时，又当配伍清心开窍、息风镇惊、益气养阴、活血祛瘀等法随证治之。

患儿若表现为发热轻微，或无发热，或流涕、咳嗽、纳差、恶心、呕吐、泄泻，口腔、手掌、足跖部疱疹，分布稀疏，疹色红润，根盘红晕不著，疱液清亮等，辨证属于邪犯肺脾，治以宣肺解表、清热化湿，可选用甘露消毒丹（《医效秘传》）加减。本证若以风热侵袭肺卫表证为主，未有呕吐泄泻等脾胃见症，可用银翘散加减治疗。若以泄泻等脾胃症状为主，可配合葛根芩连汤加减治疗。

患儿若表现为身热持续，烦躁口渴，小便黄赤，大便秘结，手掌、足跖、口腔黏膜及四肢、臀部疱疹，痛痒剧烈，甚或拒食，疱疹色泽紫暗，分布稠密，或成簇出现，根盘红晕显著，疱液浑浊等症，属于湿热蒸盛证，治以清热凉营、解毒祛湿，可选用清瘟败毒饮加减。

患儿在病之后期，热退疹消，若见纳少神疲、唇干口燥者，属气阴耗伤，治以益气生津，可选生脉散加味。

患儿若出现壮热、神昏、抽搐者，为邪毒内陷厥阴心肝的变证，治以解毒清热、息风开窍，宜送服安宫牛黄丸或紫雪丹。

患儿若胸闷心悸，咳频气急，口唇发绀，咳吐粉红色泡沫痰者，亦为变证，当泻肺逐水、温阳扶正，可予己椒苈黄丸合参附汤加减。

当然中医学讲求辨证论治为主，根据不同临床症状、舌脉来辨证处方用药，详情请到医院咨询中医儿科医生，变证须配合西医抢救治疗。

常备中成药：

双黄连口服液，适用于邪犯肺脾证；

小儿热速清口服液、蒲地蓝口服液，适用于邪犯肺脾证风热偏盛者；

清胃黄连丸，适用于湿热蒸盛证；

黄栀花口服液，适用于湿热蒸盛证偏于热毒炽盛者。

2. 外治法

（1）推拿疗法　平肝清肺，清大肠，清心经，清小肠，揉小天心，清天河水，推六腑，揉合谷。

伴随咳嗽、有痰、舌苔白厚的症状，可加天突、膻中、中脘、丰隆、小横纹、四横纹、内八卦等穴位。

当患儿高热渐退，皮疹缩小，其他症状缓解时，可改用保健手法：捏脊，补脾，揉板门，运内八卦，顺摩腹，揉足三里。

（2）药物外治

①西瓜霜、冰硼散、珠黄散、喉风散、锡类散，任选1种，涂搽口腔患处，3次/日。

②金黄散、青黛散、紫金锭，任选一种，麻油调，外敷手足疱疹处，3次/日。

③金银花15g，板蓝根15g，蒲公英15g，车前草15g，浮萍15g，黄柏10g。水煎外洗手足疱疹，用于手足疱疹重者。

④煅石膏 30g，黄柏 15g，蛤壳 15g，白芷 10g，黄丹 3g，研磨成粉，麻油调，外敷手足疱疹处，用于疱疹多且痛痒者。

【食疗方药】

1. 红萝卜 1 条，白茅根 15g，竹蔗 1 节，生薏苡仁 15g，每日 1 剂，煎水代茶。

2. 灯芯草 5 扎，蝉蜕 3g，木棉花 1 朵，鸡骨草 10g，瘦猪肉 50g，煲汤饮用。

3. 荷叶粥：鲜荷叶 2 张，白米 50g，将荷叶切碎，煮粥吃。

以上均为 3～6 岁儿童 1 人份剂量，可根据年龄大小酌情增减剂量。

【预防与调护】

1. 本病流行期间，勿带孩子去公共场所，发现疑似病人，应及时进行隔离，对密切接触者应隔离观察 7～10 天。

2. 注意搞好个人卫生，养成饭前便后洗手的习惯。

3. 处理好感染患儿的粪便及其他排泄物，可用 3% 漂白粉澄清液浸泡，衣物置阳光下暴晒，室内保持通风换气。对被其污染的日常用品、食具等应及时消毒处理。

4. 注意饮食起居，合理供给营养，保持充足睡眠，加强体育锻炼，避免阳光暴晒，防止过度疲劳而降低机体抵抗力。

5. 患病期间，宜清淡流质或软食，多饮开水，进食前后可用生理盐水或温开水漱口，以减轻食物对口腔的刺激。

6. 注意保持皮肤清洁，对疱疹切勿挠抓，以防溃破感染。对已有破溃感染者，可用金黄散或青黛散麻油调后敷患处，以收敛燥湿，助其痊愈。

　　7. 密切观察患儿病情变化，注意监测其精神状态、呼吸、心率、血糖、外周血白细胞变化等，及早发现邪毒内陷及邪毒犯心等并发症。

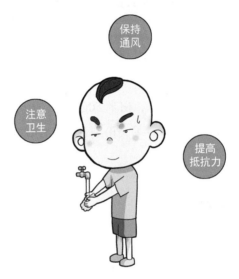

温馨提示

　　如果孩子患病后精神非常差，出现频繁抽搐、昏迷、呼吸困难、发绀、血性泡沫痰等症，应密切观察病情，及时到正规医院儿科就诊。

（樊沙沙）

四、夏季热

夏季热是婴幼儿在暑天发生的特有的季节性疾病，以长期发热、口渴、多饮、多尿、少汗或汗闭为特征。发病与气候炎热密切相关，发病时间多集中在6月～8月3个月，气温愈高，发病愈多，病情愈重，秋凉以后，症状多自行缓解。西医诊断中的夏季热或暑热症即属于本病的范畴。

【病因】

1. 与小儿体质有关。如先天禀赋不足，早产儿、未成熟儿。
2. 后天调护失宜，脾胃不足，发育营养较差。
3. 疾病日久或小儿素体脾肾虚弱。
4. 外因主要是暑气为害，暑气熏蒸是发病的重要条件。

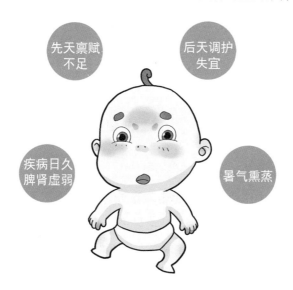

【临床表现及诊断】

1.病史早产儿或体质较差儿。

2.盛夏渐起发热，体温波动在 38～40℃之间，一天之中随气温变化而变化，发热期可达 1～3 个月。入秋气候凉爽，体温自然下降至正常。多饮多尿，少汗或者无汗。其他症状病初一般良好，发热持续不退时可伴食欲下降、形体不丰，面色少华，或倦怠乏力，烦躁不安等症，但很少发生惊厥。

3.血液检查除淋巴细胞百分数增高外，其他指标及结核菌素试验、风湿系列检查、胸部正位片、尿常规等均在正常范围。

【并发症及危害】

1.并发症以婴幼儿多见，可能引起扁桃体炎、喉炎、中耳炎、鼻窦炎、淋巴结炎、支气管炎、肺炎等。

2.溶血性链球菌引起的上感可引起急性肾炎、风湿热等。

3.由于小儿大脑发育不完善，若体温骤升，可出现高热抽搐。

【中医治疗】

1.内治法

夏季热中医治以清暑泄热，益气生津为原则；病久及肾，宜温下清上。清暑泄热宜用辛凉清暑之品，不可过用苦寒；益气生津当选甘润之品，不可多用滋腻；温下也不可峻补。

患儿若表现为时值夏令，发热持续，气温越高体温越高，皮肤灼热，少汗或无汗，口渴引饮，小便频数，甚则饮一溲一，精神烦躁，口唇干燥等，属于暑伤肺胃证，治以清暑益气，养阴生津，可选用王氏清暑益气汤加减。若胃热偏亢，高热烦渴引饮，可合用白虎加人参汤；大便秘结者，加生大黄，或合用调胃承气汤；烦渴欲呕，舌红苔少者，改予竹叶石膏汤；若暮热晨凉，手足心热，舌质红绛、无苔或少苔等热留阴分者，予青蒿鳖甲汤。

患儿若表现为盛夏发热日久不退，朝盛暮衰，口渴多饮，无汗或少汗；精神萎靡或虚烦不安，面色苍白，下肢清冷，小便清长、频数无度，大便稀薄等，属于上盛下虚证，治以温补肾阳、清心护阴，可选用温下清上汤加减。

当然中医学讲求辨证论治为主，根据不同临床症状、舌脉来辨证处方用药，详情请到医院咨询中医儿科医生。

常备中成药：

生脉饮口服液，适用于暑伤肺胃证，偏气阴耗伤者。

健儿清解液，适用于暑伤肺胃证，偏热重纳差者。

藿香正气滴丸，适用于暑伤肺胃证，暑湿伤脾者。

羚羊角颗粒，适用于高热不退者。

2. 外治法

（1）推拿疗法　推三关，退六腑，分手阴阳，推脾土，清天河水，揉内庭、解溪、足三里、阴陵泉，摩气海、关元。1次／日，7日／疗程。用于暑伤肺胃证。

（2）针灸疗法　取足三里、中脘、大椎、风池、合谷等穴，视病情行补泻手法。如下虚（肾阳虚）者加用肾俞，针后加艾条灸。每穴2～3分钟，1日1次，7次为1疗程，一般治疗1～2

个疗程。

1. 荷叶、西瓜翠衣各 5g，地骨皮、生地黄各 3g，大枣、五味子各 2g。水煎滤取药液，加白糖少许，频频饮服，1 剂 / 日。适用于暑伤肺胃证。

2. 蚕茧 20 只，红枣 20 枚，乌梅 5g 煎汤饮，1 剂 / 日。适用于上盛下虚证。

3. 菊花、金银花、麦冬、石斛各 5g，山楂 6g，绿茶 3g。1 剂 / 日，水煎滤取药液，代茶频饮。用于暑伤肺胃证，兼有暑气伤津者。

【预防与调护】

1. 改善居住条件，注意通风，保持凉爽。有条件者使用室内空调或易地避暑。采用空调降低病室温度，保持在 26～28 为宜。

2. 加强体格锻炼。防治各种疾病，特别是麻疹、泄泻、肺炎喘咳、疳证等，病后要注意调理，恢复其健康体质。

3. 饮食宜清淡，注意营养物质的补充，少喝白开水，可用西瓜汁、金银花露、绿豆汤等代茶饮。

4. 高热时可适当用物理降温。常洗温水浴，可帮助发汗降温。注意皮肤清洁，防止并发症出现。

（樊沙沙）

五、紫斑（过敏性紫癜、免疫性血小板减少症）

紫斑，是小儿时期常见的出血性疾病之一，以血液溢于皮肤、黏膜之下，出现瘀点瘀斑、压之不退色为特征，常伴有鼻出血、牙龈出血、尿血、呕血、便血等症状，属中医学血证范畴。其临床表现与西医学的过敏性紫癜和免疫性血小板减少症有相似之处。

【病因】

形成小儿紫斑的原因比较多，常见的有三大类：外感因素、饮食或药物因素、体质因素。

1. 与感冒有关。

2. 偶食鱼虾荤腥之品，或药物过敏。

3. 先天体质较弱，或反复生病后体质虚弱。

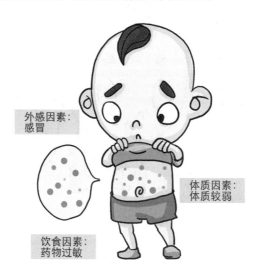

外感因素：
感冒

体质因素：
体质较弱

饮食因素：
药物过敏

1. 过敏性紫癜

发病前可有上呼吸道感染或服食某些食物、药物等诱因。紫癜多见于下肢远端及臀部、关节周围。为高出皮肤的鲜红色至深红色丘疹、红斑等，大小不一，多呈对称性，分批出现，压之不退色。可伴有腹痛、关节肿痛、便血、尿血、水肿等。血小板计数，出血、凝血时间，血块收缩时间均正常。

2. 免疫性血小板减少症

皮肤黏膜见瘀点、瘀斑。瘀点多为针尖样大小，一般不高出皮面，多不对称，可遍及全身，但以四肢及头面部多见。可伴有鼻出血、牙龈出血、尿血、便血等，严重者可并发颅内出血。血小板计数显著减少，出血时间延长。

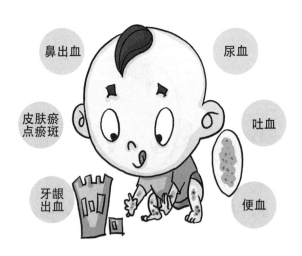

【并发症及危害】

1.过敏性紫癜的患儿常常免疫功能紊乱，抵抗力低下，易致呼吸道感染，而呼吸道感染又会诱发或加重过敏性紫癜，导致病情迁延难愈；可能引起紫癜性肾炎，可发展为慢性肾脏病，肾功能不全等；可能出现急性严重的消化系统、呼吸系统和心脑血管系统的并发症，如不及时治疗可危及生命；病情反复，容易影响年长儿的心理健康，出现焦虑、抑郁等。

2.免疫性血小板减少症严重者可并发颅内出血。

【中医治疗】

患儿若起病较急，全身皮肤紫斑散发，尤以下肢及臀部居多，呈对称分布，色泽鲜红，大小不一，或伴痒感，可有发热、腹痛、关节肿痛、尿血等。辨证属风热伤络，治以祛风清热，凉血安络。可选用银翘散加减。

若起病较急，皮肤出现瘀点、瘀斑，色泽鲜红，或伴牙龈出血、鼻出血、便血、尿血，同时见心烦、口渴、便秘，或伴腹痛，或有发热，辨证属血热妄行，治以清热解毒、凉血止血。可选用犀角地黄汤加味。

若起病缓慢，病程迁延，紫斑反复出现，瘀斑、瘀点颜色淡紫，常有鼻出血、牙龈出血，面色苍黄，神疲乏力，食欲不振，头晕心慌，辨证属气不摄血，治以健脾养心、益气摄血。可选用归脾汤加减。

若紫斑时发时止，鼻出血、牙龈出血或尿血，血色鲜红，手足心热，低热盗汗，心烦少寐，大便干燥，小便色黄等，辨证属阴虚火旺，治以滋阴清热、凉血化瘀。可选用大补阴丸加减。

当然中医学讲求辨证论治为主，根据不同临床症状、舌脉来辨证处方用药，详情请到医院咨询中医儿科医生。

常备中成药：

银黄口服液，适用于风热伤络证。

血康口服液，适用于血热妄行证。

知柏地黄丸，适用于阴虚火旺证。

归脾丸，适用于气不摄血证。

【食疗方药】

1. 红枣 10 枚，煮后食枣饮汤，1 日 3 次。用于病程较久，气不摄血者。

2. 羊骨粥：生羊胫骨 1～2 根，敲碎，加水适量，煮 1 小时，去渣后加糯米适量，红枣 10～20 枚，煮稀粥，1 日 2～3 次分服。用于脾肾两虚证。

【预防与调护】

1. 平时注意适当户外活动及一定量的体育锻炼，注意调养身体，增强体质，提高抗病能力。避免感冒。避免外伤跌倒碰撞，以免引起出血。

2. 过敏性紫癜患者不吃和不使用可能引起本病的食物及药物。

3. 免疫性血小板减少症，要注意预防感冒、腹泻、麻疹、水痘、风疹、腮腺炎、肝炎、传染性单核细胞增多症等疾病的发生，以防诱发或加重病情。

4.急性期或出血量多时，小儿要卧床休息，限制患儿活动，保证充足睡眠。

5.饮食宜清淡，富于营养，易于消化。如有消化道出血如呕血、便血者应进半流质饮食，忌辛辣刺激及热性食物如生姜、干姜、胡椒、辣椒等。免疫性血小板减少症患儿平素可多吃带衣花生、红枣等食物。

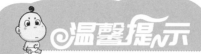

温馨提示

避免食用过硬粗糙的食物，以减少消化道出血的可能。

（熊　霖）

六、斜颈

斜颈是由于一侧胸锁乳突肌较短或收缩所致颈脖歪斜的疾病，以头倾向肌肉挛缩的一侧，下颌转向对侧为特征，久之可使面部变形。西医学称本病为先天性肌性斜颈。

【病因】

斜颈的病因比较简单，有内外二因。禀赋不足，颈肌气血瘀滞是产生斜颈的内在因素；孕妇少动及胎儿出生时局部受损是发生斜颈的外在因素。

1. 孕妇少动

孕妇坐卧少动、性情怠惰是导致斜颈的常见原因之一，由于坐卧少动致胎头偏斜，不能及时调整，导致局部气血瘀阻。

2. 娩出受损

分娩时因胎儿过于肥大、臀位、横位等原因，导致娩出困难，或用产钳、电吸助产，致颈部局部受损，经脉阻滞，经气失畅，凝集而成肿块。

【临床表现及诊断】

1. 患儿可有难产史，特别是臀位牵引史。

2. 出生 1 周后见胸锁乳突肌有 1～3cm 的梭形或椭圆形肿块，无压痛，可随肌肉移动，局部颜色正常。

3. 头部向患侧倾斜，面部则转向健侧，颈部旋转受限。

4. 患儿一般活动正常，手足活动也正常。

5. 超声检查可发现异常。

【并发症及危害】

先天性肌性斜颈如早期未得到有效治疗，2 岁后可出现颜面部畸形，主要表现为面部不对称，健侧颜面部圆而饱满，患侧则窄而平（俗称"大小脸"）；易出现视力疲劳而致视力减退；颈椎可发生代偿性侧凸畸形。

【中医治疗】

患儿一般生后一周即有症状。表现为头向患侧偏斜，下颏转向对侧，触诊可扪及梭形肿物，无疼痛，与胸锁乳突肌方向一致，2～4周内逐渐增大，达成人拇指末节大小，头部因挛缩肌肉牵拉而致斜颈，试行纠正头的位置有较大阻力，辨证属气血瘀阻，结成肿块，筋肉失养，拘挛收缩，治以舒筋活血、软坚消肿。临床常用推拿治疗等外治法为主。

1. 推拿疗法

推拿手法患儿取仰卧位，医者在患侧的胸锁乳突肌上施用三指揉法100次；拿患侧胸锁乳突肌（桥弓穴处）3～5次；配合小儿颈部被动运动；被动运动以向健侧侧弯、向患侧旋转为主。

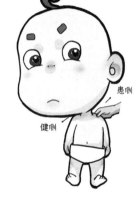

2. 手法牵引

（1）家长在喂奶时引患儿头倾向健侧。

（2）患儿睡眠时在患侧垫枕，助其矫正畸形。

（3）手法牵引和按摩（此方法应由专业医师操作）：6个月以内轻症患儿在生后2周内即可用手法牵拉纠正，将患儿的头倾向健侧，向相反方向轻柔地牵拉。每次牵拉15～20次，共5～10分钟，每日4～6次，每次手法牵引后要局部按摩或热敷，或行红外线理疗。

3. 药物外治

（1）当归、赤芍、红花、泽兰、威灵仙各 10g，透骨草、伸筋草、香樟木、五加皮各 15g。煎水湿热敷。1 日 1 次，每次 20 ～ 30 分钟。

（2）木鳖子 6 个，蓖麻子 60 个，去壳，将药研如泥。以手按摩其颈令其热，再调药敷颈项。

4. 针刀治疗

刀口线与胸锁乳突肌纤维一致，针刀体与皮肤垂直，按四步规程进针刀达挛缩层，调转刀口线 90°，横行切开 2 ～ 3 次。年龄大于 10 岁的儿童，除胸锁乳突肌外，多合并有周围筋膜及肌群短缩。对挛缩的颈部深筋膜及颈阔肌紧张处做适当松解。

5. 手法整复

部分患儿存在颈椎、胸椎侧凸畸形，可予以拢胸端提法、推头拉颈侧扳法、颈椎斜扳法、寰枢关节定点复位法等矫正。

【预防与调护】

1. 预防：注意孕期检查，若有胎位不正，及时给予纠正，平时注意坐姿，不可弯腰压腹，防止对婴儿造成不良影响。

2. 出生后注意有无斜颈，一经诊断，早期治疗。

3. 患儿不宜过早直抱，防止发生姿势性斜颈加重；喂奶变化位置，抱姿经常变换；诱导患儿向患侧运动，促进对称性运动发育；鼓励患儿每天俯卧抬头 1 小时以上。

4. 环境调适。让患儿健侧靠近墙面，患侧放喜欢之物；卧床时患侧处有光源、卧室门等。

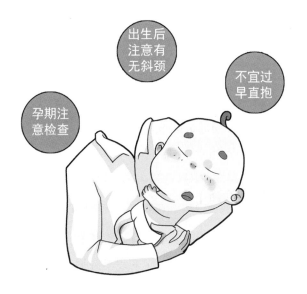

（熊　霖　樊沙沙　万　飞）

七、骶髂关节错位症

骶髂关节错位症通常是指骶髂关节因外力而造成关节的微小移动，不能自行复位，且引起腰骶部疼痛和功能障碍。骶髂关节错位症亦称胯骨错缝、骶髂关节错缝、骶髂关节半脱位、骶髂关节综合征。

【病因】

儿童出现骶髂关节错位的原因，常见的有突然滑倒单侧臀部着地，地面的反冲外力沿坐骨结节或股骨头向上传导，上身重力向下冲击，二力集中在骶髂关节上，迫使髂骨向上向内移错；或使单下肢突然负重，剪力作用到骶髂关节，如踢足球突然受阻、打球、跳高、单足失足等，都可以使骶髂关节过度前后旋转，髂骨遭受向上向内或向下向外的外力引起错缝。髂骨向上错缝者多见，向下错缝者罕见。伤后轻微者，可自行复位；重者可导致有关韧带松弛或撕裂，使关节处于不稳状态，负重时便有加重错位的可能。久之，由于局部长期重复损伤而充血机化，造成复位困难和关节不稳，引起顽固性下腰痛。

【 临床表现及诊断 】

1. 本病好发于小儿及青少年，自诉下腰痛，行走、转身疼痛加重，侧卧时痛侧在上侧舒服，在下或平卧加重，或伴患侧髋关节屈伸困难、腹股沟疼痛等。

2. 查体骶髂关节压痛、双下肢假性不等长等。坐立位高低肩试验阳性（立位时双肩不等高而坐位时双肩恢复等高状态）、坐立位弯腰试验阳性（立位弯腰疼痛加剧而坐位弯腰疼痛缓解或消失）；"4"字试验、床边试验、髋后伸试验、屈膝屈髋试验等急性期可阳性，非急性期可疑或阴性；挺腹试验阳性或可疑，但屈颈试验阴性。影像学 X 线可见双侧闭孔不等大、髂骨不等宽不等高等。

3. 本病常分为急性期、缓解期、康复期三期诊断，以及气滞血瘀证、寒湿阻络证、气血亏虚证、肝肾亏虚证等四种证候诊断。

【 并发症及危害 】

本病会造成下腰部或者臀部、腹股沟、膝腿部出现疼痛，容易被误诊为急性腰扭伤、小儿髋关节滑膜炎等，如果不及时采取相应的复位、卧床等治疗措施，可能导致治疗后疼痛等症状虽减轻或消失而骶髂关节错位并未纠正的状况，日久出现胯骨错缝源性脊柱侧弯，胸腔和腹腔受到挤压，影响心肺、盆腔脏器等功能，影响小儿健康成长或女性经、带异常或痛经等。

【中医治疗】

强调在中药、针灸、推拿等活血化瘀、行气止痛治疗的基础上的整复治疗与卧床治疗。手法采用屈膝屈髋法、屈膝屈髋拉臀压髂法、内旋腿矫正法配合绝对卧床3～5天，治疗前下错位型骶髂关节错位；单髋过伸法、俯卧拉腿推臀法、外旋腿矫正法配合绝对卧床5～7天，治疗后上错位型骶髂关节错位；必要时配合针刀治疗、患侧下肢持续皮牵引等治疗。错位日久导致寰枢关节紊乱或脊柱侧弯者，可参照胯骨错缝源性脊柱侧弯予以四步六招整体正骨法、督脉灸、腹部八字灸、腹部按压髂腰肌等治疗。

1.针灸治疗

以足太阳膀胱经经穴为主。主穴：大肠俞、气海俞、关元俞、小肠俞、委中、阿是穴（髂后上棘内侧骶髂关节间隙弧形压痛处，每次3针）。配穴：气血亏虚证，配足三里。血瘀证于压痛处刺络拔罐，针刺配以膈俞穴，用泻法。寒湿证于腰部病变部位加盒灸，或肾俞、命门、腰俞、阳陵泉、足三里等穴，行温针灸。针刺用泻法。肝肾亏虚偏肾阳虚手足不温畏寒者，加灸命门、关元穴；偏肾阴虚咽干失眠，加太溪、三阴交等穴，针刺用补法。偏头痛者，加大杼穴，针尖向下直刺。

2.中药汤剂和中成药

急性期患者以气滞血瘀证、寒湿阻络证二型为主。气滞血瘀证用身痛逐瘀汤加减，以活血化瘀，行气止痛。中成药可用云南白药胶囊、血塞通胶囊、血塞通颗粒等。寒湿阻络证用附子桂枝汤加减，以祛寒除湿，温经通络。中成药可用痹祺胶囊等。

3.推拿整复治疗

（1）调整向前错位的方法

①屈膝屈髋法：以左骶髂关节前下错位为例。患者仰卧床沿，双下肢伸直，术者立其左侧，双手握住下肢中上部并屈膝屈髋朝向患者右肩方向按压，术者两手同时徐徐用力，并往返屈伸2～4次，待其放松后，将其左下肢压向右肩方向最大角度时，双手加闪动力将患者左下肢再加大而有限制的按压一下，常可闻及关节复位响声。

②屈膝屈髋拉臀压髂法：若屈膝屈髋法不能复位者，换用该法。以右骶髂关节前下错位为例，患者仰卧，右侧屈膝屈髋位，医生以左手掌按压髂前上棘部，右肩近胸侧顶住患者右膝，右手拉住右坐骨结节，嘱患者髋部放松，术者弓背弯腰将患者右膝髋关节屈曲至最大角度时，左手向下方冲压，右肩用力顶住患者右膝向前下按压，同时右手用力向上牵拉坐骨结节，可闻弹响声。

③内旋腿矫正法：整复后患侧下肢仍有内旋时，采用内旋腿矫正法。患者仍仰卧，术者站于其右侧，面向患者，左手放置于右膝外上处，右手握其右踝内上方，先屈曲右膝髋关节，再使髋关节外收外旋，尽量使其右下肢靠近床面，再用力将下肢拉直。

（2）调整向后错位的方法

①单髋过伸法：以右骶髂关节错位为例。患者俯卧床沿，双下肢伸直，术者立其左侧，左手掌压在右髂后上棘处，指尖朝向患者右方，右手将患者的右膝上部及大腿托起后伸，指尖也朝向患者右方，并逐渐扳向左后方。术者两手同时徐徐用力，并抬起放下往返2～4次，待其放松后，将其右下肢扳向左后方最大角度时，左手掌加大按压力，右前臂加闪动力，将患者右下肢再加大而有限制的扳动一下，常可闻及关节复位响声。

②俯卧拉腿推臀法：若单髋过伸法不能复位者，换用俯卧拉腿推臀法。以右骶髂关节后上错位为例，患者俯卧，双手抓扶床沿，第二助手立于床头，双手抓扶患者腋下，第一助手立于足部床边，双手紧握患肢踝部，术者站于患侧，双手重叠置于右髂后上棘部，嘱患者腰部放松，术者口令"1、2、3"。当"1、2"时，第一助手牵拉并上下抖动患侧下肢1～2次；在"3"发出瞬间，3人同时发出爆发力，术者向前下方冲压，第一助手用力向下牵拉抖动，第二助手用力拉住患者，可闻弹响声。

③外旋腿矫正法。整复后患侧下肢仍有外旋时，采用外旋腿矫正法。患者改为仰卧，术者站于其右侧，面向患者，左手放置于右膝外上处，右手握其右踝内上方，先屈曲右膝髋关节，再使髋关节内收内旋，尽量使其下肢靠近左下肢，再用力将下肢拉直。

4.针刀治疗

采用胯骨错缝针刀松解术。患者俯卧位；患侧髂后上棘内侧骶髂关节间隙有一段走形表现为以髂后上棘为圆心的弧，将通过圆心的水平线与关节间隙相交处定位为第一部位，弧形关节间隙上距该部位约 1.0～1.5cm 处定为第二、第三部位；常规消毒后，戴无菌手套，铺灭菌治疗巾，选择合适的针刀按针刀四步进针规程进针，刀口线重合于以髂后上棘为圆心的弧上该点之切线，垂直进针约 0.5～1.5cm 有突破感后，将针体向内侧（第一部位）或内上（第二部位）或内下（第三部位）沿垂直于切线的平面上倾斜约 35°，沿骶髂关节间隙进针致产生明显酸胀感或胀窜感，再轻微纵行疏通，横行剥离 2 下，出针至皮下，针刀口外贴无菌敷料。伴髂前下棘与腰 3 横突及髂翼外侧压痛者，以针刀一并治之。

【预防与调护】

腰骶部保暖，避免腰部用力过急过猛，避免腰骶部扭挫伤，改变不良坐姿，避免久行久站，使用硬板床，复位基础上开展康复锻炼与形体训练等。

（万 飞　徐小敏　万荷天一）

八、儿童髋关节滑膜炎

儿童髋关节滑膜炎通常是指一过性滑膜炎，一般多发生在幼儿阶段，是儿童髋关节疼痛最常见的原因。儿童髋关节滑膜炎的病因尚不明确，但常继发于上呼吸道感染或大量运动后。

【病因】

1. 感染

患儿通常在 1～2 周前有上呼吸道感染病史，一般为病毒感染，也可是细菌感染。感染的病原体在体内产生毒素，可能会直接导致髋关节滑膜的损伤。同时机体会产生对抗病原体的物质，该物质也可能造成髋关节滑膜的损伤。

2. 髋关节外伤病史

当髋关节因跌倒、撞击等因素导致受伤后，可出现髋关节滑膜炎，也可同时出现骶髂关节错位。

【临床表现及诊断】

1. 儿童髋关节滑膜炎的表现主要有髋关节疼痛、肿胀、关节的屈伸活动受限，部分患者膝关节肿胀疼痛，出现痛性跛行等，严重患者会引起股四头肌萎缩、下肢无力等表现。同时关节腔内积液增多后，关节明显肿胀，甚至影响行走功能。

2. 儿童髋关节的滑膜炎通常是由于局部的外伤、剧烈反复的运动，导致髋关节滑膜出现水肿、充血、引起渗出增加，导致关节腔内积液增加，以及关节肿胀。

3. 体格检查：患儿髋关节、膝关节可肿胀、压痛明显，患侧下肢可变长。血液检查可了解感染情况。B 超可确定患儿是否有髋关节滑膜的病变，为本病的诊断提供依据。X 线检查可排除髋关节骨质的病变，为本病或本病合并骶髂关节错位的诊断提供依据。

【并发症及危害】

本病可能会出现髋关节活动障碍、畸形，股骨头缺血坏死的可能，严重影响生活质量。若合并骶髂关节错位，可出现脊柱侧弯、畸形等。

【中医治疗】

中医学认为本病属于痹证范畴。因外伤或正气不足，卫外不固，风寒湿邪乘虚而入，致使关节脉络不通，气血运行受阻而致。桃红四物汤等中药内服、外敷、针灸推拿治疗是本病治疗的重要手段，同时需要配合手法、牵引等治疗。屈膝屈髋等正骨手法、牵引能够迅速解除髋关节滑膜的嵌顿，改善局部血液循环，减轻肌肉痉挛，减轻滑膜嵌顿对髋关节的刺激，并使嵌顿于髋关节内的滑膜皱襞复位，配合充分的卧床休息有利于病情快速缓解。合并骶髂关节错位者（通常为前下错位）可参照儿童骶髂关节错位症治疗；日久合并或转化为脊柱侧弯者，可参照胯骨错缝源性脊柱侧弯诊疗。

【预防与调护】

添加衣物保暖，避免上呼吸道感染和诱发髋关节滑膜炎。建议儿童适当锻炼，避免过猛、过急、过度锻炼，减少对髋关节的刺激。

（万　飞　　徐小敏　　万荷天一）

小儿常见病中医药防治手册

九、儿童脊柱侧弯

脊柱侧弯，俗称"脊柱侧凸"，是一种脊柱的三维畸形，包括冠状位、矢状位和轴位上的序列异常。正常人的脊柱从后面看应该是一条直线，并且躯干两侧对称。如果从正面看有双肩不等高或后面看到有后背左右不平，就应怀疑脊柱侧弯。平常所说的右侧弯和左侧弯以及"S"形弯，都是脊柱侧弯的一种。轻度的脊柱侧弯通常没有明显的不适，外观上也看不到明显的躯体畸形，予以手法整复基础上的形体训练有较好矫正作用。较重的脊柱侧弯则会影响婴幼儿及青少年的生长发育，使身体变形，严重者可以影响心肺功能，甚至累及脊髓，造成瘫痪。脊柱侧弯是危害儿童的常见疾病，关键是要早发现、早治疗。

【病因】

儿童出现脊柱侧弯常见病因有遗传因素、不良姿势及外部因素。

1. 遗传因素

由于遗传因素，导致了脊柱的椎体出现骨性异常，如半椎体或蝴蝶椎之类的畸形，在后续的发育过程中就可能逐渐产生脊柱侧弯。

2. 不良姿势

比如在患儿能够直立、坐立之后；如果长时间保持一些不良的姿势，就有可能发为姿势性的脊柱侧弯，之后逐步转为骨性脊柱侧弯。

3. 外部因素

外伤、感染等导致脊柱相关椎体的破坏或骶髂关节错位，进而在后续的发育过程中，发作脊柱侧弯。还可能是由于不明原因所导致的，比如儿童的特发性脊柱侧弯。

【临床表现及诊断】

1. 首先是脊柱本身的表现。此时要求儿童采取俯卧位，然后拉直其下肢，在后面观测脊柱就会发现脊柱在三维的各个方向上，都可能出现异常的弯曲，比如脊柱可能向一侧弯或者在水平、冠状位，以及矢状位都出现异常的凹陷、凸起等。

2. 可能会有双侧下肢不等长的表现，往往伴随着骨盆的倾斜。

3. 可能会有双肩高低不平的情况。这种情况主要表现为一侧肩部相对另一侧过高，而且这一侧的肩胛骨往往会有明显的凸起。

4. 可能会有颈部的相关异常，有些患儿还会表现为先天性的斜颈。

5. 可能会表现出胸廓的异常，有部分患儿会表现为胸廓的某些部位有凹陷或者异常的凸起。

6. X线检查可发现异常。这个时候应拍摄站立位的全脊柱 X 线片，如果正位 X 线片显示脊柱有大于10°的侧方弯曲，即可诊断为脊柱侧弯。轻度、中度的脊柱侧弯可以理筋基础上予以手法整复、形体矫正等治疗，必要时可配合小针刀、针刀镜等微创治疗，严重者需要手术治疗。

【并发症及危害】

1. 形体异常

脊柱侧弯以后造成形体异常，比如侧弯的脊柱导致患儿驼背、双肩不平。

2. 影响脏器功能

因为小儿脊柱侧弯，胸腔和腹腔都要受到挤压，压迫心肺，可能对心肺功能有影响，不利于小儿的发育和成长。脊柱侧弯同样可能压迫到腹腔动脉、静脉以及脏器，影响各脏器的功能。

3. 心理影响

对患儿心理造成不良影响，孩子从小心理压抑，缺乏自信，可能对其学习、成长和社会的关系都造成影响。

【中医治疗】

1. 针灸治疗

选用天柱膀胱刺法。选用督脉、膀胱经穴位为主，以调整阴阳、扶助正气、疏通经络。

2. 中药治疗

选用补肝肾、强筋骨、祛风、散寒、除湿药物予以分期分证候治疗。

3.手法整复治疗

采用腰椎整复法、胸椎整复法予以治疗，必要时配合骨盆整复法、颈椎整复法等。

4.中医微创治疗

针刀、针刀镜或肌骨超声引导下针刀治疗等。主要选取病变部位的棘突间、关节突关节、横突尖、筋膜韧带等软组织粘连、瘢痕处。

【预防与调护】

1.婴儿不要坐得过早过久。过早或长时间地用同一姿势坐着，婴儿脊柱周围的肌肉不够强壮，容易疲劳，无法支撑身体，容易埋下脊柱弯曲的隐患。

2.儿童坐姿要正确，写字、看书时要坐正，不要歪着趴在桌面上，同时应适当地变换体位与休息，以免造成脊柱侧弯。

3.学习桌椅的高低要合适。特别是老师要仔细观察儿童使用的桌椅，必要时进行相应的调整。

4.谨慎选择特长班。比如舞蹈班、乒乓球班、小提琴班等。对于乒乓球运动，脊柱侧弯就是最常见的"职业病"。长期保持一种舞姿，也有可能造成脊柱侧弯。

5.在中医手法整复基础上进行功能恢复锻炼和形体训练也很重要。

附：胯骨错缝源性脊柱侧弯中医诊疗

胯骨错缝源性脊柱侧弯指因骶髂关节错位日久导致的一种特殊类型的脊柱侧弯，高低肩、长短腿和骶髂关节压痛，以及脊柱侧弯是其主要特征。主要表现为腰骶部胀痛不适，伴有或偶尔伴有颈腰痛、四肢酸痛不适、痛经等。坐立位高低肩试验和坐立位弯腰试验是其特异性检查。骨盆 X 线检查有双侧闭孔不等大、髂骨不等宽等表现。胯骨错缝源性脊柱侧弯可分为骶髂关节前下错位型脊柱侧弯、骶髂关节后上错位型脊柱侧弯等。这些类型胯骨错缝源性脊柱侧弯都是骶髂关节错位日久导致的，可采用以下治疗方案。

1. 针刀 + 卧式整脊 + 绝对卧床治疗

该方案采用针刀或肌骨超声引导下针刀治疗可以有效松解骶髂关节或脊柱周围粘连与瘢痕组织，既松筋止痛、疏通经络，又降低复位难度。采用卧式整脊调整紊乱之脊柱后，采取绝对卧床1 周或 3 周治疗方案，可以有效提高远期疗效，不易复发。

2. 四步六招整体正骨法

中、远期疗效较佳。

第一步：仰卧屈髋压膝法。患者仰卧，两膝分开，双足跟并齐，使鼻－脐－足跟保持在一条直线上，令患者双目微闭，"意守丹田"，深吸气后再缓慢呼出，呼气将尽时，医者双手将分开的双膝用有弹性的巧力下压，并立即将患者双腿迅速屈髋屈膝悬抱于腹部片刻，以减轻髋部、大腿两侧或腹股沟部的肌肉韧带受到牵拉而感到的一过性疼痛。

第二步：单人侧卧斜扳法。嘱患者全身放松，术者双手前后扭转推摇患者右肩、右臀部2～3次，右手推肩向后固定，左肘向前扳按臀部至最大角度，术者紧收右肘，加上身按压的闪动力，常可听到"咯得"响声或还纳时的弹跳感。

第三步：拢胸上提法整复胸椎。患者坐位，双上肢胸前交叉，双手置对侧肩关节，术者立其后，手抱对侧肘关节，胸顶住患者背部，沿患者肱骨纵轴快速小幅度向后上方提拉，胸部前顶带动患者胸椎后伸。

第四步：三联疗法整复颈椎。

①推头拉颈侧扳法：以患者横突右偏为例。患者取端坐位，术者立于患者左侧，右手中指指腹定至偏歪横突，四肢并拢勾住患侧颈椎，右前臂置于患者左侧肩部固定。左手固定患者左侧颞部，双手相对用力，使患者颈椎右侧屈，达到极限位时，双手同时相对用力，快速小幅度地扳动，此时可闻及颈椎弹响声。

②颈椎斜扳法：患者坐位低头30°，医者站立于患者身后，医者一手托患者下颌，一手抵对侧额颞部，徐徐将患者下颌转向一侧，当达到最大限度时，两手协调用力，再以一轻巧之力继续顿挫旋提，可闻复位声响，术毕。

③定点复位法整复寰枢关节紊乱（以枢椎棘突偏右为例）：骶髂关节错位者多伴有寰枢关节紊乱。医生左手拇指先扣在枢椎棘突顶部，嘱患者微低头致左手拇指下有感觉，再将医生左手拇指移动到患者枢椎棘突右侧，余四指自然附于患者左侧耳颞部，嘱患者向左侧微偏头，然后右手掌托住患者左侧下颌，两手协调用力，右手向右边旋转，用左拇指拨正即可。

3. 中药熨烫治疗

温经散寒，除湿止痛，予以药物秦艽 24g，防风 24g，海桐皮 24g，透骨草 24g，羌活 24g，独活 24g，刘寄奴 24g，骨碎补 24g，赤芍 30g，红花 20g，川续断 30g，刺五加 30g，艾叶 20g，白矾 20g，制川乌 20g，制草乌 20g，栀子 20g，木瓜 20g，延胡索 20g，此 19 味药，均匀分装两袋，以陈醋 20mL 蒸热后交替烫熨患处，每次 30 分钟，每日 1 次。

4. 艾灸

灸肾俞、命门、腰阳关、承扶、委中等，也可督脉灸、腹部八字灸等。

5. 推拿治疗

（1）腹部推拿治疗，手法整复后重按轻抬髂腰肌，此腰痛治腹法，对于胯骨错缝导致的髂腰肌损伤型腰痛有奇效。

（2）背腰部推拿治疗。

6. 针刺疗法

以膀胱经穴位为主。该病不仅颈项腰背痛，也易出现寰枢关节紊乱而头痛、头昏、失眠等，可根据《灵枢·厥病》"厥头痛，项先痛，腰脊为应，先取天柱，后取足太阳"，采用天柱膀胱刺法：选取天柱、风门、肓门、气海俞、小肠俞、膀胱俞、胞肓、委中等膀胱经穴位为主，可配合灸膏肓穴、天柱穴。

7. 康复锻炼

强调整复基础上开展康复训练，早期因复位时短不稳固，容易因不良外力而反弹，建议以坐位八段锦或根据骶髂关节错缝类型选用相应的康复术或形体矫正等。譬如右前下错位型骶髂关节错位者，复位后仅适宜采用右前弓步屈膝屈髋法或床上双屈膝屈髋滚动锻炼法等锻炼，而不宜采用左前弓步屈膝屈髋法或床上飞燕式、拱桥等锻炼法锻炼。整体脊柱复位了可采用八段锦锻炼，若未复位，建议坐位状态下采用八段锦的一些腰以上的姿势予以锻炼。

（万 飞　万荷天一）

主要参考书目

1. 汪受传 . 中医儿科学 [M]. 北京：人民卫生出版社，2011.

2. 马融 . 中医儿科学 [M]. 北京：中国中医药出版社，2016.